Einleitung

Leben ist mit einem ständigen Verbrauch von Nahrungsenergie verbunden, sodass wir auf die regelmäßige Aufnahme von Nahrung angewiesen sind. Unsere Nahrung liefert aber nicht nur Energie, die wir in Kilokalorien (kcal) oder Kilojoule (kJ) messen, sondern auch zahlreiche Nährstoffe. Diese benötigen wir in unterschiedlichen Mengen für den Aufbau und Erhalt unseres Körpers sowie für viele lebenswichtige Körperfunktionen.

Unsere Lebensmittel heute

Heutzutage steht uns ein vielfältiges, fast unüberschaubar großes Angebot an Lebensmitteln und Gerichten zur Verfügung, aus dem wir wählen können. Dabei sind die Menge und die Zusammensetzung der mit den Mahlzeiten (und zwischendurch) aufgenommenen Lebensmittel entscheidend für unser Wohlbefinden, unsere körperliche und geistige Leistungsfähigkeit sowie für unsere kurz- und langfristige Gesundheit. Leider sind auf vielen Lebensmitteln keine oder nur unvollständige Nährstoffangaben vorhanden.
In vielen Fällen ist der Energie- und Nährstoffgehalt eines Lebensmittels weder äußerlich noch durch unsere Sinnesorgane erkennbar. Daher ist eine aktuelle Nährwerttabelle, die alle häufig genutzten Lebensmittel enthält, für die Auswahl und die Beurteilung von Lebensmitteln von großem Wert.
Das Lebensmittelangebot und unsere Verzehrsgewohnheiten haben sich im Laufe der Jahre verändert. Zudem werden heute, im Vergleich zu früher, vielfach neue Lebensmittel oder altbekannte Lebensmittel mit geänderten Zusammensetzungen angeboten. So sind Fleisch und daraus hergestellte Fleisch- und Wurstwaren heute oft deutlich fettärmer, eiweißreicher und damit energieärmer als früher; der Salzgehalt mancher Produkte wurde vermindert (z. B. in einigen Käsesorten) und Frischkäse bzw. Quark haben produktionsbedingt einen höheren Calciumgehalt. Zudem haben der Verzehr von neuen Lebensmitteln, Fast-Food-Gerichten und Fertigprodukten sowie der Außer-Haus-Verzehr stark zugenommen. Mit diesen Entwicklungen verändert sich auch das Spektrum an Lebensmitteln, über die Informationen zu Nährwertgehalten benötigt werden. Daher ist eine regelmäßige Überarbeitung einer Nährwerttabelle erforderlich.

Über diese Nährwerttabelle

In diesem Tabellenwerk finden Sie eine Auswahl von ca. 1150 Lebensmitteln mit ihren wichtigsten Inhaltsstoffen. Entscheidungsgrundlage für die Aufnahme eines Lebensmittels in diese Nährwerttabelle waren aktuelle Verzehrsstudien. So konnten die Lebensmittel und Gerichte, die in Deutschland am häufigsten verzehrt werden, in die vorliegende Tabelle aufgenommen werden. Neben den Grundnahrungsmitteln werden auch zahlreiche verarbeitete Lebensmittel und fertige Gerichte in dieser Tabelle berücksichtigt. Säuglingsmilchpräparate, Beikost und andere diätetische Lebensmittel wurden nicht in diese Nährwerttabelle aufgenommen. Bei diesen Lebensmitteln liefern die rechtlich vorgeschriebenen Herstellerangaben in der Regel die zuverlässigeren Informationen über die Zusammensetzung als eine auf Durchschnittswerten basierende Nährwerttabelle.
Die Nährwertangaben in diesem Werk stützen sich auf die aktuellen Daten bekannter Standardwerke und Lebensmitteldatenbanken. Lagen in Deutschland keine verwertbaren Angaben vor, wurde auf internationale Standardwerke und Datenbanken zurückgegriffen. Nährwertangaben für Gerichte, Wurstwaren u. Ä. wurden mithilfe bekannter Standardrezepte berechnet.
Die große natürlich vorkommende Streubreite in der Zusammensetzung unserer Lebensmittel und Gerichte sowie unterschiedliche Lagerungs- und Zubereitungsverluste, Reifezustände und Erntezeitpunkte führen dazu, dass die Nährwert-

angaben vielfach nur Schätzungen der tatsächlichen Gehalte sein können. Daher haben wir in der vorliegenden Tabelle bei vielen Inhaltsstoffen darauf verzichtet, Kommastellen anzugeben. Bei den Mineralstoffen, bei Retinol und ß-Carotin wurde gerundet, um nicht eine Genauigkeit vorzutäuschen, die in Wirklichkeit nicht vorhanden ist und um das Berechnen der Gesamtaufnahme dieser Nährstoffe zu vereinfachen. Es versteht sich von selbst, dass ein „übergenaues" Rechnen bei Nährwertberechnungen grundsätzlich vermieden werden sollte. Geringe Abweichungen der Nährwertangaben, z. B. auf der Verpackung eines Lebensmittels, von den Angaben in einer Nährwerttabelle sind eher die Regel als die Ausnahme.
Trotz methodisch bedingter Ungenauigkeiten von Nährstoffangaben ist diese Nährwerttabelle ein unentbehrlicher Helfer für alle, deren Aufgabe und Ziel eine bedarfsgerechte Ernährung ist oder die einfach mehr über die Zusammensetzung unserer Lebensmittel wissen möchten. Suchen Sie z. B. Lebensmittel mit relativ geringem Energiegehalt, dann können Sie ganz einfach innerhalb einer Lebensmittelgruppe die Energiedichten vergleichen und eine energieärmere Alternative auswählen. Genauso einfach können Sie z. B. besonders vitamin- oder ballaststoffreiche Lebensmittel ermitteln.

Erläuterungen zum Gebrauch der Tabelle

Die Angaben für einzelne Nährstoffe, kcal und kJ beziehen sich auf den essbaren Anteil im verzehrsfertigen Lebensmittel. Viele Lebensmittel enthalten auch nicht essbare Anteile, wie z. B. Kerne, Schalen oder Knochen. Es ist natürlich nur der Nährstoffgehalt im essbaren Anteil von Interesse und in der Tabelle berücksichtigt. Schließlich essen wir nur das Fruchtfleisch einer Kiwi und das Fleisch eines Koteletts. Die Nährwertangaben beziehen sich daher auf 100 g Kiwifruchtfleisch und 100 g Kotelettfleisch.
Ein aus den Hauptnährstoffmengen eines Lebensmittels errechneter Energiewert muss nicht genau mit dem angegebenen Energiewert übereinstimmen, da Lebensmittel häufig weitere energieliefernde Inhaltsstoffe (z. B. organische Säuren) enthalten, die in der Nährwerttabelle nicht aufgeführt sind.
Neben den Energiewerten sind auf den linken Tabellenseiten die durchschnittlichen Protein-, Fett- , Cholesterin-, Kohlenhydrat-, Ballaststoff- und Wassergehalte aufgeführt. Diese enthalten für Fette auch Angaben über den Gehalt an gesättigten sowie einfach und mehrfach ungesättigten Fettsäuren. Für Kohlenhydrate finden sich Angaben über Mono- und Disaccharide (Summe) sowie Polysaccharide (überwiegend Stärke).
Außerdem werden Angaben zu üblichen Portionsgrößen gemacht.
Folgendes Rechenbeispiel verdeutlicht die Berechnung der Nährstoffgehalte (hier: Cholesterin) für die Portionsgröße am Beispiel eines Eis: 100 g Ei enthalten 400 mg Cholesterin, der verzehrbare Anteil eines Eis sind lediglich 60 g.

$$\text{Cholesterin pro Ei} = \frac{\text{Portionsgröße des Eis x Cholesteringehalt in 100 g}}{100\,\text{g}}$$

$$= \frac{60\,\text{g x } 400\,\text{mg}}{100\,\text{g}} = 240\,\text{mg}$$

Die rechten Tabellenseiten informieren über Mineralstoffgehalte (Natrium, Kalium, Calcium, Magnesium, Phosphat), über einige Spurenelementgehalte (Eisen, Zink) und über viele Vitamingehalte (fettlösliche Vitamine: Vitamin A in der Form des Retinols und ß-Carotins sowie Vitamin E; wasserlösliche Vitamine: B_1, B_2, B_6, B_{12}, Folat und C). Für Vitamin A sind die Retinol- sowie ß-Carotingehalte der Lebensmittel getrennt angegeben (6 µg ß-Carotin entspricht 1 µg Retinoläquivalent). Die Summe aus Retinolgehalt und dem in Retinoläquivalente umgerechneten ß-Carotingehalt ergibt die Gesamtvitamin-A-Aufnahme.
Für Vitamin E ist die Gesamtaktivität an Vitamin E angegeben (Tocopherol-Äquivalente). Für Vitamin B_6 ist die Summe von Pyridoxin, Pyridoxal und Pyridoxamin angegeben.

Abkürzungen

B_1	Vitamin B_1 (Thiamin)
B_2	Vitamin B_2 (Riboflavin)
B_6	Vitamin B_6
B_{12}	Vitamin B_{12}
Ball.	Ballaststoffe
C	Vitamin C (Ascorbinsäure)
Ca	Calcium
Caro.	ß-Carotin
Chol.	Cholesterin
E	Vitamin E (Tocopherol)
EUFS	einfach ungesättigte Fettsäuren
Fe	Eisen
F.i.Tr.	Fettgehalt in der Trockenmasse
Fol.	Folat
ges.	Gesamtgehalt (kann aufgrund von Rundungen kleiner als die Summe der in der Tabelle aufgeführten Einzelwerte sein)
GFS	gesättigte Fettsäuren
K	Kalium
KH	Kohlenhydrate
Mg	Magnesium
Mono./Disac.	Summe aus Mono- und Disachariden
MUFS	mehrfach ungesättigte Fettsäuren
Na	Natrium
P	Phosphat
Polys.	Polysaccharide (Mehrfachzucker, überwiegend Stärke)
Ret.	Retinol
Zn	Zink
zub.	zubereitet
EL	Esslöffel (bei festen Lebensmitteln: leicht gehäuft)
TL	Teelöffel (bei festen Lebensmitteln: leicht gehäuft)
Spr	Spritzer
•	nicht bekannt
+	Spuren
Vol.-%	Volumenprozent

Unsere Nährstoffe

Lebensmittel bestehen zum einen aus den energiehaltigen Nährstoffen, zu denen neben den Kohlenhydraten, Fetten und Eiweißen (= Proteine) mit Einschränkung der Alkohol zählt. Zum anderen enthalten sie wichtige, energiefreie Nährstoffe. Hierzu zählen Wasser, Mineralstoffe, Spurenelemente und Vitamine. Ein weiterer wichtiger Bestandteil vieler Lebensmittel sind die Ballaststoffe. Schließlich enthalten unsere Lebensmittel noch eine mehr oder minder große Anzahl an Geschmacks- und Aromastoffen, die den Appetit anregen und Essen erst zum Genuss werden lassen. Pflanzliche Lebensmittel liefern außerdem zahlreiche sekundäre Pflanzenstoffe, wie z.B. Carotinoide, Flavonoide oder Phenolsäuren, für die inzwischen verschiedene gesundheitsförderliche Wirkungen nachgewiesen wurden.
Allerdings enthält kein einziges Lebensmittel alle Nährstoffe in ausreichenden Mengen. Erst die richtige Auswahl bzw. abwechslungsreiche Zusammenstellung führt zu einer vollwertigen, bedarfsdeckenden Ernährung.

Hauptnährstoffe

Unser Körper verbraucht ständig Energie, die wir mit den Hauptnährstoffen der Nahrung aufnehmen. Nach der EG-Richtlinie über die Nährwertkennzeichnung liefern:
1 g Kohlenhydrate 4 kcal (17 kJ)
1 g Fette 9 kcal (37 kJ)
1 g Eiweiß 4 kcal (17 kJ)
1 g Alkohol 7 kcal (29 kJ)

Die Maßeinheiten Kilokalorie (kcal) und Kilojoule (kJ) lassen sich folgendermaßen umrechnen:
1 kcal = 4,18 kJ; 1 kJ = 0,24 kcal
Referenzwerte für die tägliche Energie- und Nährstoffzufuhr werden von der Deutschen Gesellschaft für Ernährung e. V. (DGE) herausgegeben. Diese sind für die verschiedenen Altersgruppen den Tabellen auf S. 18–20 zu entnehmen.
Übersteigt die tägliche Energieaufnahme über längere Zeit den Energieverbrauch, dann führt dies meistens zu einer unerwünschten Gewichtszunahme, zu Übergewicht und möglicherweise auch zu Adipositas (= Fettsucht).

Kohlenhydrate

Kohlenhydrate stellen mengenmäßig die wichtigste Energiequelle dar. Es wird empfohlen, bei der Energieaufnahme auf einen Anteil von mehr als 50 % Kohlenhydrate zu achten, wobei diese zum größten Teil aus Polysacchariden (= Stärke) bestehen sollten. Stärkereiche Lebensmittel sind Getreide, Kartoffeln und einige Gemüse sowie daraus hergestellte Produkte. Viele dieser Lebensmittel haben einen hohen Sättigungswert und enthalten auch lebenswichtige Vitamine und Ballaststoffe. Stärke befindet sich in Vollkornprodukten im botanischen Verbund mit Ballaststoffen. Dies führt zu einem aus ernährungsphysiologischer Sicht erwünschten, eher langsamen Anstieg des Blutglukosespiegels.
Mono- und Disaccharide (z. B. Trauben- und Fruchtzucker sowie Haushaltszucker) sollten nach der Empfehlung der Weltgesundheitsbehörde (WHO) nicht mehr als 10 % der Gesamtenergieaufnahme ausmachen, da häufiger und hoher Verzehr die Kariesentstehung fördern, sie als reine Energieträger die Energiedichte von Lebensmitteln erhöhen und sie keine Vitamine oder Mineralstoffe enthalten.
Viele Menschen vertragen keine größeren Mengen Fruktose (= Fruchtzucker) oder Laktose (= Milchzucker). Für sie ist es sehr wichtig, diese Zucker weitgehend zu meiden oder sogar ganz darauf zu verzichten. Aus diesem Grund wurden Zusatztabellen mit den Fruktose- und Laktosegehalten ausgewählter Lebensmittel erstellt (S. 116–119).

Fette und Cholesterin

Auch wenn Fette und Öle einen hohen Sättigungswert haben, Träger wichtiger fettlöslicher Vitamine sind und die Schmackhaftigkeit von Speisen erhöhen, sollte unsere tägliche Kost nicht mehr als 30 % der Energie in Form von Fett enthalten. Dies entspricht bei einer angenommenen Gesamtenergieaufnahme von 2400 kcal einer täglichen Fettaufnahme von höchstens 80 g.
Eine fettreiche Ernährung fördert die Entstehung von Übergewicht und kann zu einer Erhöhung der Blutfette führen (Plasma-Cholesterin und Plasma-Triglyceride).
Die gesundheitliche Bedeutung eines Fettes wird durch den Gehalt an gesättigten, einfach und mehrfach ungesättigten Fettsäuren bestimmt.
Die verzehrten Fette sollten in etwa zu je einem Drittel aus gesättigten, einfach oder mehrfach ungesättigten Fettsäuren bestehen.
Insgesamt sollten gesättigte Fettsäuren nicht mehr als 10 % der Gesamtenergiezufuhr ausmachen. Die Hauptquellen gesättigter Fettsäuren sind fetthaltige Milchprodukte (z. B. Butter, Sahne und fette Käsesorten), fette Fleischwaren und andere tierische Fette (z. B. Schweineschmalz), einige pflanzliche Fette (z. B. Platten- bzw. Frittierfette) sowie fettreiche Snacks (z. B. Pommes frites, Kuchen, viele fettreiche Feinbackwaren und viele Süßigkeiten).

Viele pflanzliche Öle und Fette, Nüsse sowie fette Meereskaltwasserfische (z. B. Hering, Lachs) enthalten einen hohen Anteil ungesättigter Fettsäuren, die – wie die Vitamine – für den Körper lebensnotwendig sind und sich günstig auf den Cholesterinspiegel auswirken. Raps-, Walnuss-, Weizenkeim-, Soja- oder Olivenöl haben ein besonders günstiges Fettsäuremuster. Tierische Fette enthalten dagegen mehr gesättigte Fettsäuren.
In gehärteten Fetten (z. B. in Blätterteig, frittierten Speisen, Snackartikeln) sind häufig trans-Fettsäuren enthalten. Diese entstehen durch natürliche (z. B. in Milchfett) sowie durch lebensmitteltechnologische Prozesse. Eine an trans-Fettsäuren reiche Ernährung führt zu erhöhten Blutfettspiegeln und steigert das Risiko für Herz-Kreislauf-Erkrankungen. Der Verzehr an trans-Fettsäuren sollte daher so niedrig wie möglich sein.
Bei Fertiglebensmitteln, die gehärtete Fette enthalten, findet sich ein entsprechender Hinweis („pflanzliches Fett gehärtet oder teilweise gehärtet") auf der Verpackung. Im Fett von Wiederkäuern (z. B. Lamm, Rind) sowie in Milchfett finden sich ebenfalls trans-Fettsäuren. Ein Überblick über den trans-Fettsäuren-Gehalt ausgewählter Lebensmittel findet sich in der Zusatztabelle auf S. 119–120.
Cholesterin ist nur in Lebensmitteln tierischen Ursprungs enthalten. Der Körper braucht zwar Cholesterin zum Aufbau von Hormonen und Gallensäuren, kann es aber in ausreichenden Mengen selbst bilden, sodass wir auf eine Aufnahme mit der Nahrung nicht angewiesen sind. Bei entsprechender erblicher Veranlagung kann eine übermäßige Zufuhr von Cholesterin mit der Nahrung zu ungünstigen Veränderungen der Blutfettwerte führen.

Proteine (Eiweiß)

Zu den Hauptaufgaben der Nahrungsproteine zählen der Aufbau und die ständige Erneuerung körpereigener Proteinverbindungen (z. B. Muskeln, Organe, Haut, Haare, Blutzellen, Transportproteine, Hormone, Antikörper). Proteine sind sehr komplex aufgebaut und bestehen aus 20 verschiedenen Aminosäuren. Die Nahrungsproteine werden im Rahmen der Verdauung zunächst in die einzelnen Aminosäuren zerlegt und resorbiert. Hieraus werden dann nach einem genetisch festgelegten Bauplan neue körpereigene Proteine aufgebaut.
Bei der Zufuhr kommt es nicht nur auf die Menge, sondern auch auf die Verdaulichkeit und die physiologische Qualität des Proteins an. Der Körper kann einige der Aminosäuren, die unentbehrlichen (früher: essenziellen) Aminosäuren, nicht selbst bilden. Andere Aminosäuren, die sogenannten entbehrlichen (früher: nichtessenziellen) Aminosäuren, kann der Körper zwar ineinander überführen, aber auch diese Aminosäuren werden natürlich in ausreichenden Mengen benötigt.
Für die Proteinqualität ist daher das Aminosäurenmuster bzw. der Gehalt an unentbehrlichen Aminosäuren von großer Bedeutung. Fleisch-, Ei- und Milchproteine sind besonders reich an unentbehrlichen Aminosäuren und haben demzufolge eine hohe biologische Wertigkeit. Aber auch pflanzliche Lebensmittel wie z. B. Getreide, Hülsenfrüchte und Kartoffeln enthalten nennenswerte Proteinmengen und tragen ganz erheblich zur Proteinversorgung bei. Über den Bedarf hinaus aufgenommenes Protein wird zur Energiegewinnung herangezogen (4 kcal/g). Die empfohlene Proteinzufuhr für einen Erwachsenen liegt bei 0,8 g Protein/kg Körpergewicht.

Ballaststoffe

Hierzu zählen die für den Menschen weitgehend unverdaulichen Bestandteile pflanzlicher Nahrungsmittel (Zellulose, Hemizellulose, Pektin u. a.). Ballaststoffe erfordern mehr Kautätigkeit, sorgen für eine stärkere Magen- und Darmfüllung, sättigen länger und enthalten keine bzw. nur wenige Kalorien.

Eine regelmäßige und hohe Aufnahme, als Richtwert gelten mindestens 30 g/Tag, beugt verschiedenen Verdauungsstörungen (z. B. Darmträgheit) vor. Aus Vollkorngetreide hergestellte Produkte, Kartoffeln, Gemüse, Hülsenfrüchte, Obst und Nüsse zeichnen sich durch einen hohen Ballaststoffgehalt aus.

Alkohol

Alkohol liefert 7 kcal/g. Alkoholische Getränke (besonders Spirituosen) haben daher einen beträchtlichen Energiegehalt, tragen aber nicht oder nur in geringem Umfang zur Versorgung mit unentbehrlichen Nährstoffen bei. Chronisch hoher Alkoholkonsum kann zu ernsten Gesundheitsbeeinträchtigungen (z. B. Leberzirrhose, Nervenschädigungen) führen.

Wasser

Wasser ist der mengenmäßig wichtigste Bestandteil des menschlichen Organismus. Der Körper scheidet ständig Wasser über Nieren, Haut und Lunge aus. Daher ist eine regelmäßige Wasserzufuhr unverzichtbar. Wassermangel führt sehr schnell zu schwerwiegenden gesundheitlichen Schäden. Je weniger gegessen wird, desto mehr sollte getrunken werden, da bei geringen Verzehrsmengen die in Lebensmitteln enthaltene Flüssigkeit fehlt.

Insbesondere ältere Menschen müssen, da sie häufig ein vermindertes Durstempfinden haben, auf eine regelmäßige und ausreichende Flüssigkeitsaufnahme achten. Erwachsenen wird empfohlen, täglich ca. 1,5 l Getränke zuzuführen. Um einer überhöhten Energieaufnahme vorzubeugen, sollten als Durstlöscher zuckerarme und alkoholfreie Getränke (Wasser ohne oder mit Kohlensäure) bevorzugt werden. Dies ist besonders wichtig, da die mit Getränken zugeführten Kalorien kaum zur Sättigung beitragen.

Mineralstoffe und Spurenelemente

Mineralstoffe und Spurenelemente sind für den reibungslosen Ablauf zahlreicher Stoffwechselprozesse unentbehrlich. Sie sind Bestandteile des Skeletts und wichtiger biologischer Verbindungen (z. B. Eisen in roten Blutkörperchen) sowie von Körperflüssigkeiten. Diese lebensnotwendigen Nährstoffe müssen täglich mit der Nahrung aufgenommen werden. Eine unzureichende Zufuhr führt zu charakteristischen Mangelerscheinungen. In der Nährwerttabelle sind Daten für Natrium, Kalium, Phosphat und Magnesium berücksichtigt.

Bei einer abwechslungsreichen Kost – besonders dann, wenn sie auch regelmäßig den Verzehr von Lebensmitteln tierischen Ursprungs umfasst – ist für die meisten Spurenelemente von einer ausreichenden Versorgung auszugehen.

Natrium und Kochsalz

Natrium wird in Verbindung mit Chlorid als Kochsalz (NaCl) bezeichnet. 1 g Natrium entspricht etwa 2,5 g Kochsalz bzw. 1 g Kochsalz entspricht etwa 0,4 g Natrium.

Die Kochsalzaufnahme ist bei uns in allen Altersgruppen – vom Kleinkind- bis ins Seniorenalter – zu hoch. Insbesondere verarbeitete Lebensmittel wie Wurst, Käse, Fertigprodukte, Brot und Salzgebäck enthalten relativ viel Kochsalz. Angaben zum Kochsalzgehalt ausgewählter Lebensmittel finden sich auf S. 120. Je nach genetischer Veranlagung kann eine überhöhte Kochsalzzufuhr zu Bluthochdruck führen.

Calcium

Calcium ist der mengenmäßig bedeutsamste Mineralstoff im Körper mit zahlreichen Aufgaben. Zusammen mit Vitamin D ist Calcium für die Stabilität der Knochen verantwortlich, hat eine wichtige Aufgabe bei der Blutgerinnung und ist an der Weiterleitung von Reizen im Nervensystem beteiligt. Milch, Milchprodukte und Käse sind besonders gute Calciumquellen, aber auch Grünkohl, Brokkoli und andere Gemüse können ganz erheblich zur Versorgung beitragen.

Eisen und Zink

In der Tabelle finden sich außerdem die Gehalte an Eisen und Zink. Eisenmangelzustände sind bei Risikogruppen (z. B. Frauen im gebärfähigen Alter) relativ häufig. Zink ist Bestandteil zahlreicher Enzyme und von Hormonen. Besonders gute Zinklieferanten sind Fleisch, Meeresfrüchte und Vollkornerzeugnisse. Wie bei vielen anderen Spurenelementen auch, werden Zink und Eisen aus tierischen Lebensmitteln besser als aus pflanzlichen Lebensmitteln aufgenommen.

Jod

Mit Ausnahme von Seefisch sind unsere Lebensmittel von Natur aus jodarm. Daher ist die Jodzufuhr deutlich niedriger als empfohlen. Der Körper benötigt Jod für die Produktion der Schilddrüsenhormone. Jodunterversorgung hat eine Vergrößerung der Schilddrüse (= Kropfbildung) zur Folge. Zur Verbesserung der Jodversorgung sollte auch im Haushalt bevorzugt jodangereichertes Kochsalz (= Jodsalz) mit 15–25 mg Jod/kg Salz verwendet werden. Auf der S. 120 finden sich die Jodgehalte ausgewählter Lebensmittel.

Vitamine

Vitamine sind für unseren Körper lebensnotwendige Nahrungsbestandteile. Da der Körper sie jedoch nicht oder nicht in ausreichenden Mengen bilden kann, müssen sie täglich mit der Nahrung aufgenommen werden. Die einzelnen Vitamine haben im Stoffwechsel sehr unterschiedliche Aufgaben zu erfüllen, sind chemisch nicht miteinander verwandt und können sich folglich auch nicht gegenseitig vertreten. Der Bedarf an den verschiedenen Vitaminen ist ebenfalls sehr unterschiedlich (siehe S. 20: Referenzwerte für die Vitaminzufuhr). Viele Vitamine werden durch Hitze, Licht und Sauerstoff leicht zerstört oder gehen mit dem Kochwasser verloren. Durch eine sachgerechte Lagerung und schonende Zubereitung können die Verluste erheblich vermindert werden.
Bei länger anhaltender Unterversorgung entstehen die für die einzelnen Vitamine typischen Mangelerkrankungen. Diese sind bei uns heute allerdings sehr selten. Dagegen können bei den häufiger auftretenden, leichten Formen eines Vitaminmangels ebenfalls Gesundheitsstörungen beobachtet werden (z.B. mangelnde Konzentrationsfähigkeit, erhöhte Müdigkeit und Infektanfälligkeit).

Vitamin A (Retinol und ß-Carotin)

Vitamin A hat u. a. eine wichtige Bedeutung für den Sehprozess und das Immunsystem. Das fettlösliche Vitamin kommt in Lebensmitteln tierischen Ursprungs in Form von Retinol und in solchen pflanzlichen Ursprungs in Form von ß-Carotin (= Provitamin A) vor. ß-Carotin wird im Körper teilweise in Retinol umgewandelt, wobei aus 6 mg ß-Carotin etwa 1 mg Retinol gebildet werden. Die besten Quellen für Vitamin A sind Leber sowie farbintensive Gemüse (z. B. Möhren (Karotten), Feldsalat, Grünkohl).

Vitamin D (Calciferol)

Vitamin D regelt u. a. den Calcium- und Phosphatstoffwechsel, fördert die Knochenbildung und -härte und hat zahlreiche weitere positive Wirkungen, z. B. auf die Muskulatur. Neben der Eigenproduktion der Haut nach Sonnenbestrahlung tragen nur wenige Lebensmittel zur Vitamin-D-Versorgung bei (z. B. fette Meereskaltwasserfische, Eigelb, Butter und Margarine).

Vitamin E (Tocopherole)

Das fettlösliche Vitamin E bildet ein Schutzsystem für die Zellen, indem es wichtige Zellbestandteile vor Oxidation und Zellschädigungen schützt. Mangelerscheinungen werden beim Menschen nur sehr selten beobachtet. Gute Vitamin-E-Quellen sind einige Pflanzenöle (z. B. Raps-, Sonnenblumen- und Sojaöl), Weizenkeime, Mandeln und Haselnüsse.

Vitamin B_1 (Thiamin)

Vitamin B_1 hat wichtige Funktionen im Energie- und Kohlenhydratstoffwechsel sowie im Nervensystem. Da dieses Vitamin im Körper kaum gespeichert werden kann, ist eine tägliche Aufnahme mit der Nahrung besonders wichtig. Bei Personen mit chronisch hohem Alkoholkonsum wird häufig eine sehr schlechte Vitamin-B_1-Versorgung festgestellt. Gute Vitamin-B_1-Quellen sind Muskelfleisch, Leber, Vollkornprodukte (z. B. Haferflocken) und Hülsenfrüchte.

Vitamin B_2 (Riboflavin)

Vitamin B_2 hat wichtige Funktionen im Energie- und Proteinstoffwechsel. Besonders reich an Vitamin B_2 sind Milch und Milchprodukte, Fleisch, Fisch, Eier und bestimmte Gemüsearten sowie Vollkornprodukte.

Vitamin B_6 (Pyridoxin)

Vitamin B_6 ist im Stoffwechsel an zahlreichen Auf-, Ab- und Umbauprozessen beteiligt. Es wird zur Bildung des Hämoglobins sowie im Nerven- und Immunsystem benötigt. Da Vitamin B_6 in fast allen Lebensmitteln vorkommt, werden schwere Mangelzustände weltweit nur selten beobachtet. Besonders gute Vitamin-B_6-Quellen sind Fleisch, Fisch, einige Gemüsearten, Kartoffeln und Bananen.

Vitamin B_{12} (Cobalamin)

Vitamin B_{12} hat wichtige Funktionen bei der Blutbildung und im Nervensystem. Vitamin B_{12} ist ein sehr großes komplexes Vitamin, dass vom Körper nur mithilfe eines in der Magenschleimhaut gebildeten „Intrinsic Factor" (= innerer Faktor) aufgenommen werden kann. Daher führt eine operative Entfernung des Magens oder eine zu geringe Bildung dieses Faktors, die im Alter relativ häufig ist (z. B. bei chronischer Gastritis), zu einem Vitamin-B_{12}-Mangel. Vitamin B_{12} kommt nur in Lebensmitteln tierischen Ursprungs vor (z. B. Fleisch, Leber, Fisch, Eier). Daher haben streng vegetarisch lebende Menschen und Veganer ein erhöhtes Risiko für einen Vitamin-B_{12}-Mangel.

Folat

Das Vitamin Folat ist an der Zellteilung und Zellneubildung sowie der Blutbildung und am Proteinstoffwechsel beteiligt. Da Folat eine zentrale Stellung bei der Zellteilung hat, kann eine unzureichende Versorgung während der Schwangerschaft zu erheblichen Komplikationen führen (z. B. Fehlbildungen beim Säugling). Daher sollten Schwangere ganz besonders auf eine ausreichende Folatversorgung achten. Damit sich das ungeborene Kind optimal entwickeln kann, wird Frauen, die schwanger werden wollen oder können, grundsätzlich empfohlen, täglich ein Vitaminpräparat mit zusätzlich 400 µg Folsäure einzunehmen. Besonders gute Folatquellen sind grünes Gemüse und Salat, Kohl, Tomaten, Weizenkeime, einige Obstarten, Vollkornprodukte, Milch, Fleisch und Eier.

Vitamin C (Ascorbinsäure)

Vitamin C greift in viele Stoffwechselprozesse ein. Es ist am Aufbau des Bindegewebes und der Knochen beteiligt, schützt aufgrund seiner antioxidativen Wirkung vor Zellschädigungen, verbessert die Verwertung von Eisen aus der Nahrung und verhindert die Bildung von krebsauslösenden Nitrosaminen. Vitamin C kommt nur in pflanzlichen Lebensmitteln vor. Besonders hohe Gehalte finden sich in Obst, Gemüse und daraus hergestellten Produkten bzw. Säften.

Sekundäre Pflanzenstoffe

Neben den Vitaminen enthalten Lebensmittel pflanzlichen Ursprungs zahlreiche weitere Inhaltsstoffe, für die ebenfalls gesundheitsförderliche Wirkungen nachgewiesen werden konnten. Diese Substanzen, die zusammenfassend als sekundäre Pflanzenstoffe bezeichnet werden, haben teilweise antioxidative Eigenschaften, senken das Risiko für bestimmte Krebserkrankungen und auch Herz-Kreislauf-Krankheiten,

üben einen positiven Einfluss auf das Immunsystem aus oder hemmen das Wachstum von Mikroorganismen. Zu den bisher am besten erforschten Substanzgruppen zählen neben den Carotinoiden (z. B. in gelben, grünen und roten Gemüse- und Obstsorten) u. a. die Flavonoide (z. B. in roten Trauben, grünem Tee, Äpfeln und Birnen), die Glucosinolate (z. B. in Kohlarten, Kresse, Radieschen), die Phytosterine (z. B. in Nüssen, Samen und Hülsenfrüchten), die Sulfide (z. B. in Zwiebeln, Lauch und Knoblauch) und die Phytoöstrogene (z. B. in Sojaprodukten, Leinsamen und Getreide).
Interessant ist, dass in bisherigen Studien die gesundheitsförderlichen Wirkungen der sekundären Pflanzenstoffe besonders dann zu beobachten waren, wenn diese mit den entsprechenden Lebensmitteln (z. B. Obst, Gemüse), nicht aber, wenn diese in isolierter Form, z. B. in Form von Nahrungsergänzungsmitteln, aufgenommen wurden.
Weitergehende, leicht verständliche Informationen über die Bedeutung einzelner Nährstoffe finden sich in der DGE-Broschüre „Die Nährstoffe – Bausteine für Ihre Gesundheit".

Ernährung und Gesundheit

Eine vollwertige und bedarfsgerechte Ernährung ist von fundamentaler Bedeutung für die normale Entwicklung, für die Beibehaltung eines normalen Körpergewichts sowie die Gesundheit und Leistungsfähigkeit des Menschen.
Eine gesundheitsförderliche Ernährung und ein körperlich aktiver Lebensstil sind notwendige Voraussetzungen für die langfristige Erhaltung der Gesundheit sowie für ein langes, selbst bestimmtes Leben.
In den zurückliegenden Jahrzehnten haben sich unsere Lebensbedingungen sehr stark verändert und zu einer deutlichen Abnahme der körperlichen Aktivität in Beruf und Freizeit geführt. Hinzu kommt das große Angebot von jederzeit und überall verfügbaren, relativ preiswerten und häufig sehr schmackhaften Lebensmitteln, von denen zahlreiche eine hohe Energiedichte haben.

Energiedichte von Lebensmitteln

Die hohe Energiedichte wird in vielen Lebensmitteln durch „versteckte" Fette und durch Zucker erzielt. Fette, Zucker und Alkohol stellen reine Energieträger in konzentrierter Form dar. Die Energiedichte ist definiert als Energie pro Gramm Lebensmittel (kcal/g). Unverarbeitetes Obst und Gemüse haben in der Regel weniger als 1 kcal/g, während verarbeitete Produkte häufig eine Energiedichte von 3-5 kcal/g aufweisen.
Da für den Organismus nicht der Energiegehalt einer Speise/eines Lebensmittels, sondern lediglich das Volumen erkennbar ist, haben wir eine „angeborene Schwäche", Lebensmittel mit hoher Energiedichte zu erkennen. Auch mit Getränken aufgenommene Kalorien tragen beim gleichzeitigen Verzehr von festen Lebensmitteln kaum zur Sättigung bei.
Vor diesem Hintergrund ist es nicht einfach, bei dem bestehenden Lebensmittelangebot und einem überwiegend sitzenden Lebensstil dauerhaft eine ausgeglichene Energiebilanz zu erreichen.
Diese vielfältigen Veränderungen der Lebensmittelzusammensetzung, der Ernährung überhaupt und der Freizeitaktivitäten sind sehr schnell und nur innerhalb weniger Generationen eingetreten, sodass die Zeitspanne für den Stoffwechsel zu kurz war, um sich an diese veränderte Situation anzupassen. Gegensteuernde Veränderungen im Lebensstil wurden in aller Regel auch nicht bzw. nicht in ausreichendem Umfang vollzogen.

Adipositas: Ursachen und Folgen

Die weltweit zu beobachtende starke Zunahme und Verbreitung von Übergewicht und Fettsucht in allen Altersgruppen der Bevölkerung lässt die Schlussfolgerung zu, dass in Zeiten des Nahrungsüberflusses und des Bewegungsmangels Übergewicht (fast) unweigerlich die Folge ist, wenn nicht bewusst gegengesteuert wird. Die Gene des Menschen und der dadurch bedingte Stoffwechsel sind zwar gut darauf eingerichtet, Situationen des Hungers und des Mangels, nicht aber solche der Überernährung zu meistern. Den von der DGE im Auftrag der Bundesregierung herausgegebenen Ernährungsberichten zufolge führen die überreichliche Ernährung und der verbreitete Bewegungsmangel dazu, dass bei uns heute jeder zweite Erwachsene übergewichtig ist. Starkes Übergewicht bzw. Fettsucht (Adipositas) haben häufig, besonders wenn dies seit dem Kindes-, Jugend- oder jungen Erwachsenenalter besteht, ganz erhebliche Auswirkungen auf die individuelle Gesundheits- und Lebenserwartung. Einerseits belastet Übergewicht die Gelenke und Knochen. Anderseits führt Übergewicht häufig zu Diabetes mellitus (Typ 2), zu einer Hyperurikämie (= erhöhter Harnsäurespiegel) mit Gichtanfällen und geht mit erhöhten Blutlipidwerten und erhöhtem Blutdruck einher. Diese Veränderungen im Stoffwechsel belasten das Herz und den Kreislauf, sodass es bei stark Übergewichtigen häufiger zu einem Herzinfarkt oder Schlaganfall kommt als bei normalgewichtigen Menschen. Auch nimmt das Risiko für einige Krebserkrankungen zu.

Das Körpergewicht kann relativ einfach durch den Body-Mass-Index (BMI) beurteilt werden. Der BMI wird wie folgt berechnet:

$$\text{BMI} = \frac{\text{Körpergewicht (kg)}}{\text{Größe (m)} \times \text{Größe (m)}}$$

Man spricht von Übergewicht, wenn der BMI über 25 ist und von Fettsucht, wenn der BMI über 30 ist. Bei einer Beispielperson mit einem Körpergewicht von 80 kg und einer Größe von 1,75 m ergibt sich folgende Rechnung:

$$\text{BMI} = \frac{80\,\text{kg}}{1{,}75\,\text{m} \times 1{,}75\,\text{m}} = 26{,}1\,\text{kg/m}^2$$

Die Beispielperson hat mit einem BMI von 26,1 bereits leichtes Übergewicht.

Ein ausgewogener Verzehr von energiearmen, nährstoffreichen Lebensmitteln (z.B. Obst, Salat und Gemüse) und regelmäßige körperliche Bewegung sind langfristig am ehesten geeignet, Übergewicht und Adipositas zu vermeiden. Hierzu sind gute Kenntnisse über die Zusammensetzung unserer Lebensmittel erforderlich. Wenn eine Körpergewichtsabnahme gewünscht wird, sollte nach energie- und besonders fettärmeren Alternativen im Speiseplan gesucht werden. Bei Untergewicht, das bei jungen Menschen, im hohen Alter sowie in der Rekonvaleszenz ein Problem darstellen kann, werden dagegen eher energie- und besonders nährstoffreiche Lebensmittel erwünscht sein.

Durch einfache Änderungen der Nahrungsauswahl, wie z.B. durch den Austausch von fettreichen Produkten gegen fettärmere Alternativen, von fettem Fleisch gegen mageres Fleisch oder gegen Fisch, von fetten gegen fettärmeren Käse- oder Wurstsorten, durch die Wahl von pflanzlichen Fetten anstelle tierischer Fette bei der Speisenzubereitung sowie durch die Bevorzugung zuckerfreier oder zuckerarmer Getränke lässt sich ein erheblicher Nutzen erreichen. Die hierdurch erzielte verminderte Gesamtfettzufuhr und verbesserte Fettzusammensetzung der Ernährung kann signifikant dazu beitragen, Übergewicht zu vermeiden oder abzubauen sowie das Risiko für Herz-Kreislauf-Krankheiten zu reduzieren.

Richtlinien einer gesunden Ernährung

Viele ernährungs(mit)bedingte Krankheiten entstehen nicht von heute auf morgen, sondern entwickeln sich sehr langsam und oft erst nach vielen Jahren oder Jahrzehnten. Eine an den individuellen Bedarf nicht angepasste Ernährung ist häufig mit einem Zuviel an Nahrungsenergie und einem Zuwenig an Vitaminen, Mineralstoffen und Spurenelementen verbunden. Die übermäßige Aufnahme von Nahrungsenergie ist gleichzeitig durch eine zu fette, zu cholesterinreiche, zu süße, zu salzige, zu einseitige und zu ballaststoffarme Ernährung gekennzeichnet. Eine abwechslungsreiche und vollwertige Kost sollte mehrmals täglich frisches Obst, frisches Gemüse, frischen Salat, Obst- oder Gemüsesäfte enthalten. Ebenso gehören Kartoffeln, Vollkornprodukte, Milch oder Milchprodukte, fettarmes Fleisch oder Fleischprodukte regelmäßig auf den Speiseplan. Reine Kalorienträger („leere Kalorien") wie Süßigkeiten, zuckerreiche Erfrischungsgetränke und fettreiche Lebensmittel sollten, da sie wesentlich zu der weitverbreiteten energetischen Überernährung beitragen, möglichst wenig verzehrt werden. Eine derartige Kostform enthält alle für unser Wohlbefinden notwendigen Nährstoffe in sicher ausreichenden Mengen. Durch die richtige Auswahl von Lebensmitteln ist es möglich, Ernährungsfehler zu vermeiden und das spätere Auftreten ernährungsabhängiger Krankheiten zu verhüten.

Die 10 Regeln der DGE

Die DGE hat auf der Basis aktueller wissenschaftlicher Erkenntnisse 10 Regeln formuliert, um vollwertig, genussvoll und gesund erhaltend zu essen und zu trinken.

1. Vielseitig essen

Genießen Sie die Lebensmittelvielfalt. Merkmale einer ausgewogenen Ernährung sind abwechslungsreiche Auswahl, geeignete Kombination und angemessene Menge nährstoffreicher und energiearmer Lebensmittel.

2. Reichlich Getreideprodukte – und Kartoffeln

Brot, Nudeln, Reis, Getreideflocken, am besten aus Vollkorn, sowie Kartoffeln enthalten kaum Fett, aber reichlich Vitamine, Mineralstoffe sowie Ballaststoffe und sekundäre Pflanzenstoffe. Verzehren Sie diese Lebensmittel mit möglichst fettarmen Zutaten.

3. Gemüse und Obst – Nimm „5 am Tag"

Genießen Sie 5 Portionen Gemüse und Obst am Tag, möglichst frisch, nur kurz gegart, davon kann auch 1 Portion als Saft verzehrt werden. Idealerweise gibt es Gemüse und Obst zu jeder Hauptmahlzeit und auch als Zwischenmahlzeit: So werden Sie reichlich mit Vitaminen, Mineralstoffen sowie Ballaststoffen und sekundären Pflanzenstoffen (z. B. Carotinoiden, Flavonoiden) versorgt.

4. Täglich Milch und Milchprodukte; 1- bis 2-mal in der Woche Fisch; Fleisch, Wurstwaren sowie Eier in Maßen.

Diese Lebensmittel enthalten wertvolle Nährstoffe, wie z.B. Calcium in Milch, Jod, Selen und Omega-3-Fettsäuren in Seefisch. Fleisch ist Lieferant von Mineralstoffen und Vitaminen (B_1, B_6 und B_{12}). Mehr als 300–600 g Fleisch und Wurst pro Woche sollten es nicht sein. Bevorzugen Sie fettarme Produkte, vor allem bei Fleischerzeugnissen und Milchprodukten.

5. Wenig Fett und fettreiche Lebensmittel

Fette liefern lebensnotwendige (essenzielle) Fettsäuren; fetthaltige Lebensmittel enthalten zudem fettlösliche Vitamine. Fett ist besonders energiereich, daher kann zu viel Nahrungsfett Übergewicht fördern. Zu viele gesättigte Fettsäuren erhöhen das Risiko für Fettstoffwechselstörungen, mit der möglichen Folge von Herz-Kreislauf-Krankheiten. Bevorzugen Sie pflanzliche Öle und Fette (z. B. Raps- und Sojaöl und daraus hergestellte Streichfette). Achten Sie auf unsichtbares Fett, das in Fleischerzeugnissen, Milchprodukten, Gebäck und Süßwaren sowie in Fast-Food- und Fertigprodukten meist enthalten ist. Insgesamt 60–80 g Fett/Tag reichen aus.

6. Zucker und Salz in Maßen

Verzehren Sie Zucker und Lebensmittel, bzw. Getränke, die mit verschiedenen Zuckerarten (z. B. Glukosesirup) hergestellt werden, nur gelegentlich. Würzen Sie kreativ mit Kräutern und Gewürzen und wenig Salz. Verwenden Sie Salz mit Jod und Fluorid.

7. Reichlich Flüssigkeit
Wasser ist absolut lebensnotwendig. Trinken Sie rund 1,5 l Flüssigkeit jeden Tag. Bevorzugen Sie Wasser – ohne oder mit Kohlensäure – und andere kalorienarme Getränke. Alkoholische Getränke sollten nur gelegentlich und nur in kleinen Mengen konsumiert werden.

8. Schmackhaft und schonend zubereiten
Garen Sie die jeweiligen Speisen bei möglichst niedrigen Temperaturen, soweit es geht kurz, mit wenig Wasser und wenig Fett – das erhält den natürlichen Geschmack, schont die Nährstoffe und verhindert die Bildung schädlicher Verbindungen.

9. Nehmen Sie sich Zeit, genießen Sie Ihr Essen
Bewusstes Essen hilft, richtig zu essen. Auch das Auge isst mit. Lassen Sie sich Zeit beim Essen. Das macht Spaß, regt an vielseitig zuzugreifen und fördert das Sättigungsempfinden.

10. Achten Sie auf Ihr Gewicht und bleiben Sie in Bewegung
Ausgewogene Ernährung, viel körperliche Bewegung und Sport (30 bis 60 Minuten pro Tag) gehören zusammen. Mit dem richtigen Körpergewicht fühlen Sie sich wohl und fördern Ihre Gesundheit.

Lebensmittelbasierte Empfehlungen

Die Nährwerttabelle zeigt deutlich, dass bestimmte lebenswichtige Nährstoffe in bestimmten Lebensmitteln enthalten sind. Mit einer den Energiebedarf deckenden, abwechslungsreichen Mischkost nehmen wir in der Regel auch alle lebensnotwendigen Nährstoffe in ausreichenden Mengen auf.
Ideal ist es, wenn die tägliche Nahrung hauptsächlich aus Lebensmitteln pflanzlichen Ursprungs besteht, wenn wir also reichlich Gemüse, Salat, Obst, Kartoffeln und Getreide bzw. daraus hergestellte Produkte essen. Lebensmittel tierischen Ursprungs wie Fleisch, Fisch, Milch und Eier bzw. daraus hergestellte Produkte gehören zwar auch zu einer ausgewogenen, nährstoffreichen Ernährung, aber täglich 100–250 g fettarme Milch und Milchprodukte und 2 Scheiben Käse sowie wöchentlich 300–600 g Fleisch und Wurst, 1–2 Portionen Fisch und 3 Eier reichen vollkommen aus.

Der DGE-Ernährungskreis

Der DGE-Ernährungskreis gibt eine gute Orientierung für eine gesundheitsbewusste Lebensmittelauswahl. Im Ernährungskreis sind die Lebensmittel in sieben Gruppen eingeteilt:

- Gruppe 1: Getreide, Getreideprodukte und Kartoffeln
- Gruppe 2: Gemüse und Salat
- Gruppe 3: Obst
- Gruppe 4: Milch und Milchprodukte
- Gruppe 5: Fleisch, Wurst, Fisch, Ei
- Gruppe 6: Fette und Öle
- Gruppe 7: Getränke

Jede Lebensmittelgruppe liefert bestimmte Nährstoffe in unterschiedlichen Mengen. Der DGE-Ernährungskreis zeigt auf einen Blick, wie sich eine vollwertige Ernährung, die alle lebensnotwendigen Nährstoffe enthält, zusammensetzt. Je größer ein Feld ist, desto größere Mengen sollten aus dieser Lebensmittelgruppe verzehrt werden.

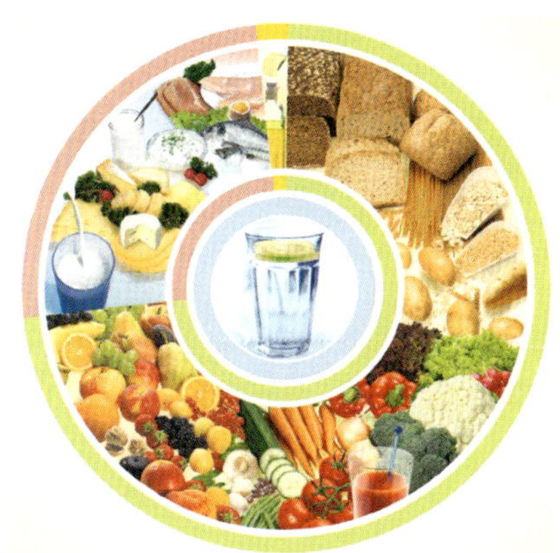

Dreidimensionale Lebensmittelpyramide

Zusätzlich zu den im DGE-Ernährungskreis visualisierten quantitativen Empfehlungen bietet die dreidimensionale Lebensmittelpyramide der DGE eine Anleitung für eine optimierte Lebensmittelauswahl. Auf den vier Seiten der Pyramide finden sich Angaben zur ernährungsphysiologischen Qualität von:

- Pflanzlichen Lebensmitteln
- Tierischen Lebensmitteln
- Ölen und Fetten
- Getränken

Für jede der vier Lebensmittelgruppen wurden spezifische Bewertungskriterien formuliert.

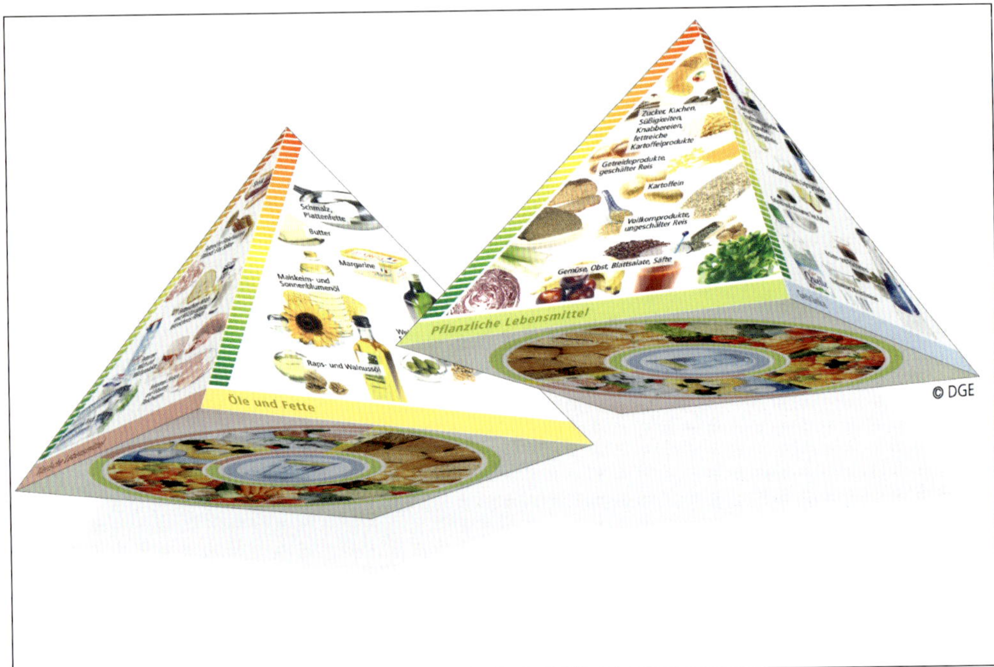

Ausschlaggebend hierbei waren die ernährungsphysiologische Qualität der Lebensmittel sowie wissenschaftlich belegte, präventive Wirkungen (z. B. bei Krebs oder Herz-Kreislauf-Erkrankungen). Vor dem Hintergrund der weit verbreiteten Überernährung, die in Verbindung mit Bewegungsmangel die Entstehung von Übergewicht begünstigt, werden Lebensmittel, die eine relativ geringe Energiedichte und hohe Nährstoffgehalte aufweisen, generell günstiger beurteilt als jene mit hoher Energiedichte und geringeren Nährstoffgehalten bzw. geringerer Nährstoffdichte. Außerdem wurden eventuell in den Lebensmitteln vorhandene unerwünschte Inhaltsstoffe (z. B. trans-Fettsäuren und Cholesterin) in die Bewertung einbezogen.

Die Pyramidenseiten geben Auskunft darüber, welche der Lebensmittel innerhalb einer Gruppe aus ernährungsphysiologischen Gründen bevorzugt und welche eher gemieden werden sollten. Je weiter unten ein Lebensmittel im gelben oder grünen Bereich steht, desto günstiger wird es bewertet. Die am wenigsten zu empfehlenden Lebensmittel sind im oberen, roten Bereich dargestellt. Somit verschafft die Ampelleiste einen schnellen Überblick über die ernährungsphysiologische Qualität unserer Lebensmittel. Die auf den Pyramidenseiten abgebildeten Lebensmittel stehen dort stellvertretend für andere, ähnlich zusammengesetzte Lebensmittel.

Ernährungsphysiologische Qualitätskriterien

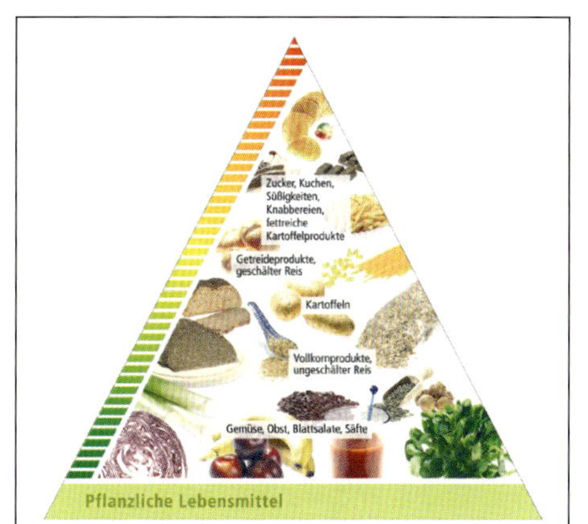

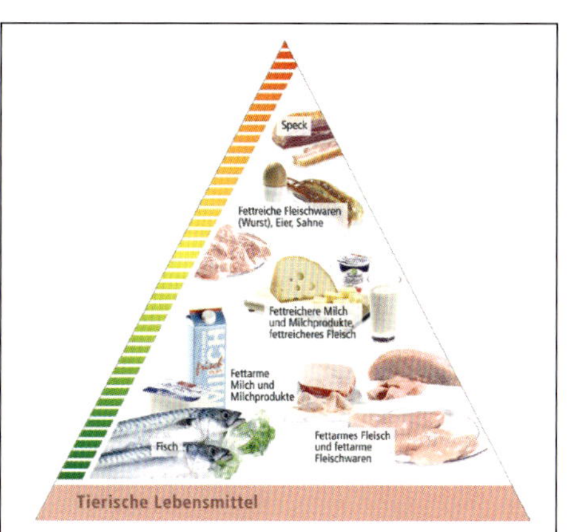

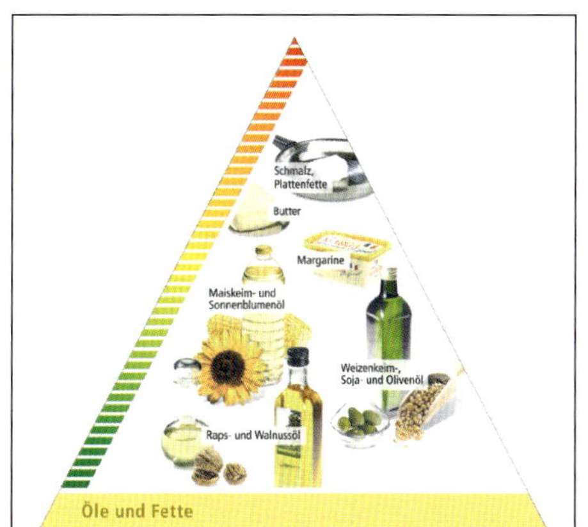

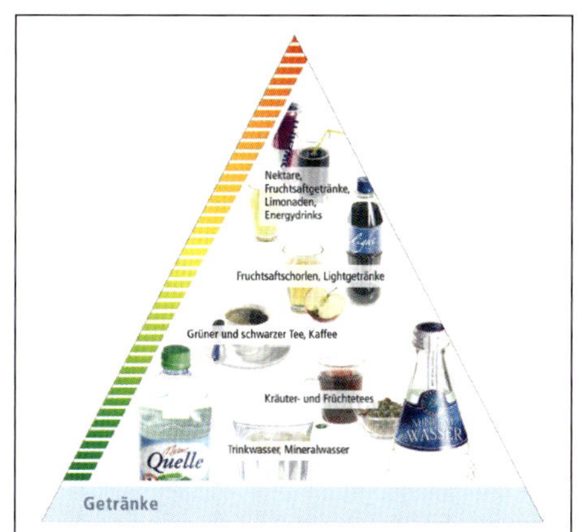

Pflanzliche Lebensmittel

- Energie- und Nährstoffdichte
- Sekundäre Pflanzenstoffe
- Präventive Wirkungen (z. B. bei Krebs- und Herz-Kreislauf-Erkrankungen)

Tierische Lebensmittel

- Energie- und Nährstoffdichte
- Fettqualität (gesättigte, einfach und mehrfach ungesättigte Fettsäuren)
- Präventive Wirkungen (z. B. bei Herz-Kreislauf-Erkrankungen)

Öle und Fette

- Fettsäurezusammensetzung (gesättigte Fettsäuren sowie Omega-3- und Omega-6-Fettsäuren)
- Verhältnis von Omega-6- zu Omega-3-Fettsäuren
- Vitamin-E-Gehalt
- Gehalt an Cholesterin und trans-Fettsäuren

Getränke

- Energiegehalt
- Gehalt an unentbehrlichen Nährstoffen (z. B. Mineralstoffe)
- Gehalt an sekundären Pflanzenstoffen
- Süßungsmittel und anregende Substanzen (z. B. Koffein)

D-A-CH-Referenzwerte für die tägliche Energie- und Nährstoffzufuhr [1, 2]

Alter	Nahrungsenergie kcal/Tag		MJ/Tag		Protein g/Tag		Fett % der Energie[3]	unentb. FS % der Energie[3]		Wasser ml/kg/Tag
	m	w	m	w	m	w		n-6	n-3[6]	
Säuglinge										
0 bis unter 4 Monate	500	450	2,0	1,9	11		45–50	4,0	0,5	130
4 bis unter 12 Monate	700	700	3,0	2,9	10		35–45	3,5	0,5	110
Kinder										
1 bis unter 4 Jahre	1100	1000	4,7	4,4	14	13	30–40	3,0	0,5	95
4 bis unter 7 Jahre	1500	1400	6,4	5,8	18	17	30–35	2,5	0,5	75
7 bis unter 10 Jahre	1900	1700	7,9	7,1	24	24	30–35	2,5	0,5	60
10 bis unter 13 Jahre	2300	2000	9,4	8,5	34	35	30–35	2,5	0,5	50
3 bis unter 14 Jahre	2700	2200	11,2	9,4	46	45	30–35	2,5	0,5	40
Jugendliche u. Erwachsene										
15 bis unter 19 Jahre	3100	2500	13,0	10,5	60	46	30[4]	2,5	0,5	40
19 bis unter 25 Jahre	3000	2400	12,5	10,0	59	48	30[4]	2,5	0,5	35
25 bis unter 51 Jahre	2900	2300	12,0	9,5	59	47	30[4,5]	2,5	0,5	35
51 bis unter 65 Jahre	2500	2000	10,5	8,5	58	46	30	2,5	0,5	30
65 Jahre und älter	2300	1800	9,5	7,5	54	44	30	2,5	0,5	30
Schwangere ab 4. Monat		+255		+1,1		58	30–35	2,5	0,5	35
Stillende		+635		+2,7		63	30–35	2,5	0,5	45

1 DGE, ÖGE, SGE und SVE (2008)
2 Die Energiewerte sind als Richtwerte zu verstehen und gelten für Personen mit vorwiegend sitzender Tätigkeit (Leichtarbeiter). Für andere Berufsschweregruppen sind folgende Zuschläge erforderlich: Mittelschwerarbeiter: +600 kcal; Schwerarbeiter: +1200 kcal; Schwerstarbeiter: +1600 kcal.
3 Angaben in Prozent der Gesamtenergieaufnahme; für die Kohlenhydratzufuhr wird ein Richtwert von >50 % empfohlen.
4 Personen mit erhöhtem Energiebedarf (PAL > 1,7) können höhere Prozentsätze benötigen.
5 Entsprechen bei Männern mit einem Energierichtwert von 10,2 MJ (2400 kcal; PAL 1,4) 80 g Gesamtfett.
6 Hierbei handelt es sich um Schätzwerte.

D-A-CH-Referenzwerte für die tägliche Mineralstoff- und Spurenelementezufuhr

Alter	Natrium[1,2] mg/Tag	Calcium mg/Tag	Phosphor[3] mg/Tag	Kalium[1,4] mg/Tag	Magnesium mg/Tag		Eisen mg/Tag		Zink mg/Tag	
					m	w	m	w	m	w
Säuglinge										
0 bis unter 4 Monate	100	220[1]	120[1]	400	24[1]		0,5[1]		1[1]	
4 bis unter 12 Monate	180	400	300	650	60		8		2	
Kinder										
1 bis unter 4 Jahr	300	600	500	1000	80		8		3	
4 bis unter 7 Jahre	410	700	600	1400	120		8		5	
7 bis unter 10 Jahre	460	900	800	1600	170		10		7	
10 bis unter 13 Jahre	510	1100	1250	1700	230	250	12	15	9	7
13 bis unter 14 Jahre	550	1200	1250	1900	310	310	12	15	9,5	7
Jugendliche u. Erwachsene										
15 bis unter 19 Jahre	550	1200	1250	2000	400	350	12	15	10	7
19 bis unter 25 Jahre	550	1000	700	2000	400	310	10	15	10	7
25 bis unter 51 Jahre	550	1000	700	2000	350	300	10	15	10	7
51 bis unter 65 Jahre	550	1000	700	2000	350	300	10	10	10	7
65 Jahre und älter	550	1000	700	2000	350	300	10	10	10	7
Schwangere ab 4. Monat		1000[5]	800[6]			310		30		10
Stillende		1000[5]	900[6]			390		20		11

1 Hierbei handelt es sich um Schätzwerte.
2 Mindestbedarf an Natrium; allgemein wird eine Kochsalzaufnahme von 5 g/Tag (= 2 g Natrium) als ausreichend erachtet
3 obligate Zufuhr; 4 g/Tag sollten nicht überschritten werden
4 Mindestbedarf an Kalium; für Erwachsene beträgt die durchschnittliche Zufuhr 2–4 g/Tag
5 Schwangere und Stillende < 19 1200 mg.
6 Schwangere und Stillende < 19 1250 mg.

D-A-CH-Referenzwerte für die tägliche Vitaminzufuhr

Alter	Vitamin A mg RÄ[1]/Tag m	Vitamin A mg RÄ[1]/Tag w	Vitamin D µg/Tag	Vitamin E[4] mg/Tag m	Vitamin E[4] mg/Tag w	Vitamin B_1 mg/Tag m	Vitamin B_1 mg/Tag w	Vitamin B_2 mg/Tag m	Vitamin B_2 mg/Tag w	Vitamin B_6 mg/Tag m	Vitamin B_6 mg/Tag w	Vitamin B_{12} µg/Tag	Folat[5] µg/Tag	Vitamin C mg/Tag
Säuglinge														
0 bis unter 4 Monate	0,5[2]		10[3]	3		0,2[1]		0,3[1]		0,1[1]		0,4[1]	60[1]	50[1]
4 bis unter 12 Monate	0,6		10[3]	4		0,4		0,4		0,3		0,8	80	55
Kinder														
1 bis unter 4 Jahre	0,6		5	6	5	0,6		0,7		0,4		1,0	200	60
4 bis unter 7 Jahre	0,7		5	8	8	0,8		0,9		0,5		1,5	300	70
7 bis unter 10 Jahre	0,8		5	10	9	1,0		1,1		0,7		1,8	300	80
10 bis unter 13 Jahre	0,9		5	13	11	1,2	1,0	1,4	1,2	1,0		2,0	400	90
13 bis unter 15 Jahre	1,1	1,0	5	14	12	1,4	1,1	1,6	1,3	1,4		3,0	400	100
Jugendliche u. Erwachsene														
15 bis unter 19 Jahre	1,1	0,9	5	15	12	1,3	1,0	1,5	1,2	1,6	1,2	3,0	400	100
19 bis unter 25 Jahre	1,0	0,8	5	15	12	1,3	1,0	1,5	1,2	1,5	1,2	3,0	400	100
25 bis unter 51 Jahre	1,0	0,8	5	14	12	1,2	1,0	1,4	1,2	1,5	1,2	3,0	400	100
51 bis unter 65 Jahre	1,0	0,8	5	13	12	1,1	1,0	1,3	1,2	1,5	1,2	3,0	400	100
65 Jahre und älter	1,0	0,8	10	12	11	1,0	1,0	1,2	1,2	1,4	1,2	3,0	400	100
Schwangere ab 4. Monat		1,1	5		13		1,2		1,5		1,9	3,5	600	110
Stillende		1,5	5		17		1,4		1,6		1,9	4,0	600	150

1 RÄ = Retinoläquivalent; 1 mg RÄ = 1 mg Retinol = 6 mg ß-Carotin = 12 mg andere Provitamin-A-Carotinoide
2 Hierbei handelt es sich um einen Schätzwert.
3 10 µg in fertiger Säuglingsmilchnahrung + 12,5 µg in 1 Tablette zur Rachitisprophylaxe
4 Tocopherol-Äquivalente
5 Summe folatwirksamer Verbindungen

TABELLEN

Der essbare Anteil von 100 g verzehrsfertiger Lebensmittel enthält:

	Portionsgröße	Energie			Eiweiß (Protein)	Fett					Kohlenhydrate				Wasser
	g	kcal	kJ	Dichte kcal/g	g	ges. g	GFS g	EUFS g	MUFS g	Chol. mg	ges. g	Monos./Dis. g	Polys. g	Ball. g	g
GETREIDE UND GETREIDEPRODUKTE															
Getreide und Mehle															
Amaranth	20 (1 EL)	373	1559	3,7	16	9	2,0	2,1	4,1	0	57	2	55	9,0	7
Buchweizen, geschält	20 (1 EL)	338	1412	3,4	9	2	0,3	0,6	0,6	0	71	+	71	3,7	13
Vollkornmehl	20 (1 EL)	351	1467	3,5	11	3	0,5	0,9	0,9	0	68	+	67	3,2	14
Grütze	20 (1 EL)	336	1406	3,4	8	2	0,3	0,6	0,6	0	73	+	72	3,2	13
Bulgur, Weizen-	20 (1 EL)	340	1422	3,4	12	2	0,3	0,2	1,0	0	69	1	68	8,0	8
Gerste, Vollkornmehl	20 (1 EL)	315	1316	3,2	10	2	0,5	0,2	1,3	0	64	1	63	9,8	12
Graupen	20 (1 EL)	335	1400	3,4	10	1	0,3	0,1	0,8	0	71	1	69	4,6	12
Grünkern/Dinkel	20 (1 EL)	321	1340	3,2	11	3	0,4	0,3	1,2	0	63	1	62	8,8	12
Mehl	20 (1 EL)	364	1520	3,6	10	2	0,3	0,2	0,9	0	70	+	70	6,0	10
Vollkornmehl	20 (1 EL)	333	1390	3,3	13	3	0,2	0,4	1,1	0	64	+	63	6,0	10
Hafer, entspelzt	20 (1 EL)	331	1384	3,3	11	7	1,4	2,5	2,8	0	56	1	55	9,7	10
Haferflocken, zart	10 (1 EL)	354	1479	3,5	12	8	1,5	2,6	3,2	0	58	1	57	5,4	10
Haferflocken, kernig	10 (1 EL)	347	1450	3,5	12	7	1,3	3,0	2,7	0	59	1	58	10,0	10
Hirse, geschält	20 (1 EL)	350	1463	3,5	10	4	1,0	0,9	1,9	0	69	2	60	3,8	12
Mehl	20 (1 EL)	351	1467	3,5	10	4	0,8	0,8	1,5	0	70	2	61	3,4	12
Mais, getrocknet	20 (1 EL)	324	1354	3,2	8	4	0,6	1,1	1,6	0	64	1	61	9,7	11
Mehl	20 (1 EL)	324	1354	3,2	8	3	0,3	0,9	1,5	0	66	1	65	9,4	12
Stärke	20 (1 EL)	346	1446	3,5	+	+	0,0	0,0	0,0	0	86	+	86	1,0	12
Grieß (Polenta)	20 (1 EL)	346	1446	3,5	9	1	0,2	0,3	0,4	0	75	1	74	5,0	10
Quinoa (Reismelde)	20 (1 EL)	337	1410	3,4	15	5	0,5	1,2	2,4	0	58	1	57	6,6	12
Reis, entspelzt	30 (1 EL)	345	1442	3,5	7	2	0,6	0,5	0,8	0	74	+	73	2,2	13
poliert	30 (1 EL)	343	1440	3,4	7	1	0,1	0,2	0,2	0	78	+	77	1,4	13
parboiled, gekocht	150	123	514	1,2	2	+	+	+	+	0	28	+	27	0,2	69

Der essbare Anteil von 100 g verzehrsfertiger Lebensmittel enthält:

Mineralstoffe							Vitamine									
Na mg	K mg	Ca mg	Mg mg	P mg	Fe mg	Zn mg	Ret. µg	Caro. µg	E mg	B_1 mg	B_2 mg	B_6 mg	B_{12} µg	Fol. µg	C mg	
																GETREIDE UND GETREIDEPRODUKTE
																Getreide und Mehle
25	485	215	310	580	9,0	3,7	0	1	1,2	0,12	0,20	0,59	0,0	82	4	**Amaranth**
2	390	20	140	320	3,8	2,5	0	13	0,8	0,24	0,15	0,58	0,0	50	0	**Buchweizen**, geschält
1	680	30	50	260	2,2	2,0	0	12	2,1	0,58	0,15	0,42	0,0	40	0	Vollkornmehl
1	220	12	48	150	2,0	2,0	0	12	0,1	0,28	0,08	0,40	0,0	29	0	Grütze
17	410	35	165	300	2,5	1,9	0	5	0,1	0,23	0,12	0,34	0,0	27	0	**Bulgur, Weizen-**
18	440	40	110	340	2,8	2,5	0	1	0,7	0,43	0,18	0,56	0,0	65	0	**Gerste**, Vollkornmehl
5	270	20	65	210	2,0	2,0	0	0	0,2	0,10	0,08	0,22	0,0	20	0	Graupen
3	415	25	135	410	4,4	3,5	0	1	1,6	0,30	0,15	0,45	0,0	50	0	**Grünkern/Dinkel**
3	350	20	130	400	3,0	2,6	0	1	0,8	0,30	0,08	0,25	0,0	30	0	Mehl
2	380	24	110	380	3,2	2,8	0	1	1,4	0,42	0,10	0,30	0,0	40	0	Vollkornmehl
8	355	80	130	340	5,8	3,2	0	0	0,8	0,67	0,17	0,95	0,0	33	0	**Hafer**, entspelzt
5	320	65	135	350	4,0	3,7	0	0	1,5	0,65	0,15	0,17	0,0	87	0	Haferflocken, zart
7	400	45	130	430	5,8	4,3	0	0	1,5	0,59	0,15	0,16	0,0	87	0	Haferflocken, kernig
3	170	25	125	275	7,0	2,9	0	0	0,4	0,43	0,11	0,52	0,0	20	0	**Hirse**, geschält
2	140	20	100	250	6,0	2,5	0	0	0,2	0,25	0,10	0,50	0,0	15	0	Mehl
6	270	8	90	210	1,5	1,7	0	920	2,0	0,36	0,20	0,40	0,0	26	0	**Mais,** getrocknet
1	120	18	50	256	1,0	2,2	0	300	1,5	0,44	0,13	0,06	0,0	10	0	Mehl
3	7	2	2	30	0,5	0,4	0	0	0,0	0,00	0,01	0,01	0,0	0	0	Stärke
1	140	2	27	73	1,2	0,4	0	260	0,7	0,13	0,04	0,15	0,0	5	0	Grieß (Polenta)
5	560	47	200	460	4,6	3,1	0	8	2,4	0,36	0,32	0,49	0,0	184	0	**Quinoa** (Reismelde)
10	260	15	110	280	3,2	1,6	0	0	0,7	0,40	0,09	0,28	0,0	16	0	**Reis**, entspelzt
4	110	6	32	110	0,9	1,0	0	0	0,2	0,06	0,03	0,15	0,0	11	0	poliert
450	30	3	8	35	0,3	0,4	0	0	0,1	0,08	0,02	0,08	0,0	3	0	parboiled, gekocht

Getreide und Getreideprodukte

Der essbare Anteil von 100 g verzehrsfertiger Lebensmittel enthält:

	Portions-größe	Energie			Eiweiß (Protein)	Fett					Kohlenhydrate				Wasser
	g	kcal	kJ	Dichte kcal/g	g	ges. g	GFS g	EUFS g	MUFS g	Chol. mg	ges. g	Monos./Dis. g	Polys. g	Ball. g	g
Reis, Naturreis, gekocht	150	127	530	1,3	3	1	0,2	0,3	0,2	0	27	+	27	1,3	67
Mehl	20 (1 EL)	346	1446	3,5	7	1	0,1	0,2	0,2	0	78	+	78	1,4	12
Stärke	20 (1 EL)	343	1433	3,4	1	0	0,0	0,0	0,0	0	85	+	85	0,2	14
Roggen	20 (1 EL)	293	1224	2,9	9	2	0,3	0,4	0,8	0	61	1	52	13,2	14
Mehl, Type 815	20 (1 EL)	321	1342	3,2	7	1	0,2	0,2	0,3	0	71	1	64	6,5	14
Mehl, Type 1150	20 (1 EL)	316	1320	3,2	8	1	0,1	0,2	0,6	0	68	1	62	8,0	14
Schrot, Type >1700	20 (1 EL)	290	1212	2,9	10	2	0,2	0,4	0,8	0	59	1	55	13,6	14
Flocken	10 (1 EL)	291	1218	2,9	9	2	0,3	0,4	0,7	0	60	1	52	13,0	14
Sago	20 (1 EL)	336	1404	3,4	1	+	Sp	+	Sp	0	83	0	83	0,1	16
Tapiokastärke	20 (1 EL)	344	1437	3,4	1	+	0,1	+	+	0	85	0	84	0,4	12
Weizen	20 (1 EL)	302	1262	3,0	11	2	0,4	0,3	1,2	0	60	1	58	13,3	12
Mehl, Type 405	20 (1 EL)	332	1387	3,3	10	1	0,2	0,1	0,5	0	71	+	71	4,0	14
Mehl, Type 550	20 (1 EL)	332	1387	3,3	10	1	0,2	0,1	0,6	0	71	1	70	4,3	14
Vollkornmehl, Type 1700	20 (1 EL)	302	1262	3,0	11	2	0,4	0,3	1,1	0	60	1	59	11,5	13
Flocken	10 (1 EL)	306	1279	3,1	12	2	0,3	0,3	0,8	0	61	+	60	10,0	14
Grieß	20 (1 EL)	321	1341	3,2	10	1	0,2	0,1	0,4	0	69	+	68	7,1	13
Keime	10 (1 EL)	312	1304	3,1	27	9	1,8	1,5	5,0	0	31	15	6	17,7	12
Kleie	5 (1 EL)	172	718	1,7	15	5	0,7	0,7	2,4	0	17	2	13	45,0	11
Stärke	20 (1 EL)	347	1450	3,5	+	+	0,0	0,0	0,0	0	86	+	82	1,2	12
Wildreis	20 (1 EL)	338	1412	3,4	7	2	0,5	0,1	0,7	0	73	+	73	3,0	13
Brot und Brötchen															
Baguette/-brötchen	125	248	1036	2,5	8	1	0,3	0,4	0,5	0	51	1	50	3,0	35
Brötchen (Semmeln)	45	272	1136	2,7	8	2	0,5	0,5	0,7	0	55	1	45	3,0	29
Sesam-/Mohnbrötchen	45	264	1103	2,6	8	4	0,6	1,1	1,5	0	49	1	48	3,3	33
Kleiebrötchen	45	244	1019	2,4	8	2	0,3	0,2	0,6	0	49	1	48	5,5	33
Rosinenbrötchen	45	250	1045	2,5	7	1	0,3	0,2	0,5	0	52	6	46	3,2	33
Roggenbrötchen	45	220	919	2,2	6	1	0,1	0,2	0,5	0	46	4	42	5,8	38

Mineralstoffe							Vitamine									
Na mg	K mg	Ca mg	Mg mg	P mg	Fe mg	Zn mg	Ret. µg	Caro. µg	E mg	B_1 mg	B_2 mg	B_6 mg	B_{12} µg	Fol. µg	C mg	
165	25	33	26	112	0,7	0,4	0	0	0,2	0,07	0,02	0,02	0,0	10	0	**Reis,** Naturreis, gekocht
4	100	7	23	90	0,4	0,5	0	0	0,2	0,06	0,03	0,20	0,0	10	0	Mehl
60	8	20	20	10	0,1	0,1	0	0	0,0	0,00	0,00	0,00	0,0	0	0	Stärke
4	510	37	90	340	2,8	2,9	0	12	2,0	0,37	0,17	0,23	0,0	140	0	**Roggen**
1	170	20	25	125	2,0	1,5	0	0	0,6	0,18	0,09	0,11	0,0	50	0	Mehl, Type 815
1	300	20	70	200	2,6	2,4	0	0	0,9	0,22	0,10	0,20	0,0	70	0	Mehl, Type 1150
2	500	33	95	350	3,7	2,5	0	6	1,6	0,30	0,14	0,25	0,0	80	0	Schrot, Type >1700
2	450	64	120	340	3,5	3,5	0	10	1,8	0,30	0,15	0,35	0,0	120	0	Flocken
3	15	35	6	7	1,8	•	0	0	0,0	0,00	0,00	0,00	0,0	0	0	**Sago**
1	11	20	1	7	1,6	0,1	0	0	0,0	+	0,00	0,01	0,0	4	0	**Tapiokastärke**
8	380	35	100	340	3,2	2,6	0	20	1,4	0,46	0,11	0,27	0,0	87	0	**Weizen**
2	110	15	20	75	1,2	0,7	0	0	0,3	0,06	0,03	0,18	0,0	10	0	Mehl, Type 405
3	150	17	25	110	1,4	0,8	0	0	0,3	0,11	0,08	0,20	0,0	16	0	Mehl, Type 550
2	390	25	120	350	3,0	2,3	0	5	2,1	0,47	0,17	0,46	0,0	50	0	Vollkornmehl, Type 1700
2	380	36	150	340	3,2	2,5	0	20	1,4	0,45	0,11	0,44	0,0	30	0	Flocken
1	110	17	30	90	1,0	1,0	0	0	0,6	0,12	0,04	0,10	0,0	21	0	Grieß
5	1050	50	290	1000	8,5	18,0	0	60	25,0	2,00	0,72	0,50	0,0	520	0	Keime
2	1350	65	480	1140	16,0	9,0	0	5	2,7	0,65	0,51	0,73	0,0	195	0	Kleie
2	16	0	4	20	0,0	+	0	0	0,0	0,00	0,00	0,00	0,0	0	0	Stärke
7	425	21	177	400	2,0	6,0	0	11	0,8	0,12	0,26	0,39	0,0	95	0	**Wildreis**
																Brot und Brötchen
540	130	19	24	95	1,6	1,1	3	1	0,3	0,09	0,03	0,05	0,0	10	0	**Baguette/-brötchen**
540	130	27	30	100	1,2	1,1	0	0	0,3	0,10	0,03	0,04	0,0	10	0	**Brötchen** (Semmeln)
520	145	55	40	120	2,0	1,3	3	1	0,4	0,12	0,09	0,11	0,0	11	0	Sesam-/Mohnbrötchen
513	206	22	58	165	2,3	1,9	3	1	0,5	0,11	0,11	0,12	0,0	33	0	Kleiebrötchen
500	187	20	23	100	1,5	1,0	3	1	0,3	0,09	0,09	0,10	0,0	23	0	Rosinenbrötchen
465	230	20	50	155	2,1	1,2	0	0	0,5	0,14	0,09	0,15	0,0	15	0	**Roggenbrötchen**

Der essbare Anteil von 100 g verzehrsfertiger Lebensmittel enthält:

	Portions-größe	Energie			Eiweiß (Protein)	Fett					Kohlenhydrate				Wasser
				Dichte		ges.	GFS	EUFS	MUFS	Chol.	ges.	Monos./Dis.	Polys.	Ball.	
	g	kcal	kJ	kcal/g	g	g	g	g	g	mg	g	g	g	g	g
Vollkornbrötchen	45	220	919	2,2	8	2	0,2	0,2	0,7	0	44	1	42	6,5	38
mit Zwiebeln	45	214	894	2,1	8	2	0,2	0,2	0,7	0	42	1	41	6,4	39
mit Schinken/Speck	45	256	1070	2,6	9	8	2,5	2,5	1,4	10	37	+	37	5,0	40
mit Sonnenblumenkernen	45	237	991	2,4	9	4	0,5	0,7	2,0	0	42	1	41	6,5	36
Croissant, Blätterteig	45	393	1642	3,9	6	26	10,3	7,7	3,9	80	34	3	31	1,2	32
mit Schokolade	60	411	1717	4,1	5	26	10,9	9,2	3,6	80	38	9	28	1,2	28
Grahambrot	45	201	840	2,0	8	1	0,2	0,2	0,5	0	40	2	37	8,3	41
Knäckebrot, Roggen	12	313	1308	3,1	9	1	0,1	0,1	0,8	0	66	1	60	14,0	7
mit Sesam	15	332	1387	3,3	10	5	0,8	1,6	2,5	0	62	1	60	14,0	7
aus Weizen	12	326	1362	3,3	11	1	0,2	0,2	0,6	0	68	1	66	10,5	7
leicht	6	340	1421	3,4	11	1	0,2	0,1	0,6	0	71	3	67	6,2	7
ballaststoffreich	10	291	1216	2,9	12	2	0,4	0,3	1,3	0	56	1	54	19,3	7
Laugenbrezel/-brötchen	50	246	1028	2,5	7	2	0,5	0,4	0,5	0	50	+	50	1,9	38
Mehrkornbrot	45	228	950	2,3	8	2	0,3	0,3	0,7	0	46	1	43	8,0	36
Paniermehl	15 (1 EL)	353	1475	3,5	10	2	0,4	0,3	0,7	0	74	4	69	5,3	7
Pita	50	235	982	2,4	7	1	0,3	0,3	0,5	0	48	1	47	2,8	38
Pumpernickel	40	181	758	1,8	7	1	0,2	0,2	0,4	0	36	1	30	9,3	45
Roggenbrot (Graubrot)	45	217	907	2,2	6	1	0,2	0,3	0,4	0	46	2	40	6,5	39
Roggenfladenbrot	50	207	865	2,1	6	1	0,1	0,1	0,4	0	44	3	40	5,5	42
Roggenmischbrot	45	210	877	2,1	6	1	0,1	0,2	0,4	0	44	1	36	6,1	41
Roggenschrotbrot	50	209	873	2,1	7	1	0,2	0,2	0,6	0	43	1	36	7,0	41
Roggenvollkornbrot	50	193	806	1,9	7	1	0,1	0,1	0,6	0	39	2	30	8,1	44
Sechskornbrot	45	216	902	2,2	8	2	0,3	0,3	0,8	0	43	1	41	9,0	37
Toastbrot (Weißbrot)	25	258	1078	2,6	7	4	0,7	0,7	2,3	2	48	2	39	3,7	35
Roggentoast	25	257	1074	2,6	7	4	0,7	0,5	2,3	2	48	2	45	3,8	35
Vollkorntoast	30	238	994	2,4	8	3	0,4	0,2	2,0	0	45	2	41	7,1	35

Der essbare Anteil von 100 g verzehrsfertiger Lebensmittel enthält:

Mineralstoffe							Vitamine									
Na mg	K mg	Ca mg	Mg mg	P mg	Fe mg	Zn mg	Ret. µg	Caro. µg	E mg	B_1 mg	B_2 mg	B_6 mg	B_{12} µg	Fol. µg	C mg	
540	230	33	95	260	2,8	2,2	0	1	1,2	0,25	0,13	0,25	0,0	25	0	**Vollkornbrötchen**
520	230	33	93	255	2,7	2,2	0	1	1,2	0,25	0,13	0,24	0,0	34	0	mit Zwiebeln
670	245	28	83	260	2,4	2,2	0	1	0,5	0,31	0,11	0,19	0,1	35	0	mit Schinken/Speck
516	250	36	110	278	2,9	2,4	0	6	2,9	0,30	0,13	0,26	0,0	38	0	mit Sonnenblumenkernen
300	100	80	20	80	1,0	0,7	120	100	1,0	0,06	0,05	0,06	0,0	10	0	**Croissant**, Blätterteig
275	140	93	27	96	1,1	0,8	110	90	1,0	0,06	0,09	0,06	0,0	10	0	mit Schokolade
425	220	40	40	240	1,6	2,0	0	4	1,2	0,16	0,12	0,23	0,0	30	0	**Grahambrot**
460	435	55	68	300	4,7	3,1	0	1	0,9	0,20	0,18	0,30	0,0	40	0	**Knäckebrot**, Roggen
420	440	125	96	330	5,0	2,9	0	1	0,9	0,29	0,16	0,31	0,0	45	0	mit Sesam
450	390	45	80	300	4,0	1,4	0	1	0,5	0,14	0,15	0,19	0,0	30	0	aus Weizen
660	250	35	63	200	2,6	0,9	0	0	0,8	0,25	0,14	0,23	0,0	20	0	leicht
600	545	45	140	500	3,6	3,7	0	1	1,2	0,33	0,22	0,37	0,0	30	0	ballaststoffreich
1750	120	20	20	100	0,9	0,9	4	1	0,4	0,10	0,10	0,07	0,0	9	0	**Laugenbrezel/-brötchen**
430	200	40	40	240	1,6	1,4	0	1	0,3	0,21	0,11	0,24	0,0	30	0	**Mehrkornbrot**
400	130	50	23	100	1,2	0,9	0	0	0,4	0,20	0,05	0,11	0,0	18	0	**Paniermehl**
520	125	18	23	90	1,5	1,0	3	1	0,3	0,10	0,10	0,12	0,0	17	0	**Pita**
370	340	55	80	145	1,9	1,3	0	0	0,9	0,05	0,05	0,10	0,0	23	0	**Pumpernickel**
510	240	30	35	120	2,3	1,2	0	1	1,1	0,18	0,11	0,11	0,0	16	0	**Roggenbrot** (Graubrot)
440	220	20	47	150	2,0	1,0	0	0	0,5	0,15	0,10	0,18	0,0	20	0	**Roggenfladenbrot**
535	185	50	35	135	1,2	1,0	0	0	0,7	0,17	0,08	0,12	0,0	20	0	**Roggenmischbrot**
510	254	25	54	230	1,8	1,2	0	1	1,0	0,15	0,12	0,14	0,0	20	0	**Roggenschrotbrot**
525	290	37	55	200	2,0	1,5	0	1	1,2	0,18	0,15	0,15	0,0	22	0	**Roggenvollkornbrot**
523	290	27	70	270	2,2	1,8	0	1	1,0	0,15	0,10	0,16	0,0	24	0	**Sechskornbrot**
550	160	58	25	90	1,0	0,8	16	21	0,7	0,12	0,19	0,10	0,0	10	0	**Toastbrot** (Weißbrot)
570	270	35	31	225	1,8	0,7	16	20	1,0	0,13	0,10	0,15	0,0	15	0	Roggentoast
450	320	55	56	250	1,6	1,0	16	25	1,7	0,16	0,23	0,23	0,0	15	0	Vollkorntoast

Der essbare Anteil von 100 g verzehrsfertiger Lebensmittel enthält:

	Portions-größe	Energie		Dichte	Eiweiß (Protein)	Fett					Kohlenhydrate				Wasser
						ges.	GFS	EUFS	MUFS	Chol.	ges.	Monos./Dis.	Polys.	Ball.	
	g	kcal	kJ	kcal/g	g	g	g	g	g	mg	g	g	g	g	g
Vollkornbrot m. Sonnenblumenk.	45	201	840	2,0	7	3	0,4	0,5	1,7	0	36	1	35	8,4	42
Weißbrot mit Rosinen	40	253	1057	2,5	7	1	0,1	0,1	0,3	4	54	5	48	3,0	33
Weizenbrot (Weißbrot)	45	236	986	2,4	8	1	0,1	0,4	0,5	0	49	2	40	3,2	37
Weizenmischbrot	40	226	944	2,3	6	1	0,2	0,1	0,6	0	48	1	38	4,6	39
Weizenschrotbrot	45	219	915	2,2	7	1	0,2	0,2	0,6	0	46	+	41	5,3	40
Weizenvollkornbrot	45	202	844	2,0	7	1	0,2	0,2	0,5	0	41	+	41	7,5	42
Dauerbackwaren															
Anisplätzchen	10	380	1588	3,8	9	4	1,1	1,5	0,7	125	77	45	31	1,9	7
Butterkekse	5	428	1789	4,3	8	11	6,0	3,0	1,0	80	75	23	50	3,0	2
Doppelkekse	25	468	1956	4,7	8	19	10,5	6,0	1,2	60	66	25	40	2,0	4
Erdnussflips/-locken	25	533	2228	5,3	10	34	6,3	16,5	10,0	0	46	2	44	4,8	2
Haferflockengebäck	20	473	1977	4,7	6	27	13	6,0	5,0	0	51	1	50	6,1	8
Honigkuchen	70	354	1480	3,5	7	6	0,9	3,4	1,2	50	68	41	26	2,8	15
Kartoffelchips	25	539	2253	5,4	6	39	9,6	8,5	20,1	0	41	3	38	7,0	2
Käsegebäck, Blätterteig	50	416	1738	4,2	7	32	17,4	6,0	1,2	85	26	+	25	0,7	34
Kekse, gemischt	5	458	1914	4,6	7	16	8,0	4,4	2,0	40	72	50	20	2,0	3
mit Schokolade	5	489	2044	4,9	6	22	16,7	1,5	1,1	20	67	41	24	1,0	3
mit Orange und Schokolade	5	368	1538	3,7	4	10	5,0	2,0	3,0	20	66	55	10	1,5	18
Kokosmakronen	25	300	1254	3,0	4	14	10,8	0,8	0,2	0	40	40	0	3,8	38
Kräcker	5	442	1847	4,4	11	14	8,0	0,9	1,4	0	68	1	65	3,0	4
Lebkuchen	40	352	1471	3,5	5	9	1,1	3,2	2,2	36	63	26	21	2,6	19
Löffelbiskuit	5	407	1701	4,1	8	5	1,5	2,0	0,8	250	82	20	50	0,5	3
Mürbeteiggebäck	5	501	2094	5,0	6	25	12,3	9,6	2,0	75	63	25	35	2,0	3
Müslikekse	10	452	1890	4,5	8	20	6,0	7,0	5,0	+	60	35	25	8,0	5
Nussplätzchen	10	425	1776	4,3	6	21	7,6	9,0	1,3	35	53	25	28	1,6	16
Orangenplätzchen	10	370	1547	3,7	4	10	5,0	0,9	3,0	20	66	38	25	1,5	18
Pfeffernüsse	24	390	1630	3,9	7	5	1,7	1,5	1,4	46	79	44	34	3,0	5

Mineralstoffe							Vitamine									
Na mg	K mg	Ca mg	Mg mg	P mg	Fe mg	Zn mg	Ret. µg	Caro. µg	E mg	B_1 mg	B_2 mg	B_6 mg	B_{12} µg	Fol. µg	C mg	
540	305	25	70	250	2,8	2,2	0	1	2,5	0,17	0,10	0,17	0,0	39	0	**Vollkornbrot** m. Sonnenblumenk.
475	180	20	21	90	1,4	0,9	3	1	0,3	0,10	0,10	0,12	0,0	18	0	**Weißbrot** mit Rosinen
540	130	58	24	90	0,7	0,7	0	1	0,6	0,08	0,06	0,02	0,0	15	0	**Weizenbrot** (Weißbrot)
550	175	36	40	125	1,7	1,3	0	0	0,6	0,14	0,07	0,09	0,0	20	0	**Weizenmischbrot**
430	210	40	42	245	1,6	1,4	0	1	0,3	0,20	0,11	0,24	0,0	30	0	**Weizenschrotbrot**
460	270	30	60	200	2,0	1,5	0	1	0,8	0,25	0,15	0,34	0,0	29	0	**Weizenvollkornbrot**
																Dauerbackwaren
80	110	30	15	110	1,7	0,9	90	4	0,7	0,04	0,09	0,09	1,0	13	0	**Anisplätzchen**
380	140	47	23	120	1,8	1,5	150	90	0,8	0,13	0,18	0,18	0,0	9	0	**Butterkekse**
250	270	115	48	170	2,0	1,4	80	32	1,1	0,07	0,20	0,09	0,0	11	0	**Doppelkekse**
765	165	19	51	110	0,9	0,8	0	160	5,0	0,18	0,04	0,12	0,0	17	0	**Erdnussflips/-locken**
120	155	40	50	240	2,1	1,7	150	75	1,2	0,16	0,09	0,07	0,0	5	0	**Haferflockengebäck**
190	150	50	30	175	1,7	0,9	38	27	2,3	0,04	0,10	0,12	0,0	10	1	**Honigkuchen**
450	1000	52	64	145	2,3	0,9	0	60	6,1	0,22	0,10	0,89	0,0	7	8	**Kartoffelchips**
107	69	125	10	150	0,7	0,6	250	170	1,0	0,03	0,13	0,08	0,3	10	0	**Käsegebäck**, Blätterteig
400	150	120	20	100	2,0	0,7	0	0	1,4	0,10	0,08	0,05	0,0	15	0	**Kekse**, gemischt
160	230	110	42	130	1,7	0,7	10	10	1,4	0,03	0,13	0,04	0,1	10	0	mit Schokolade
130	170	55	35	130	1,5	0,6	70	20	0,6	0,04	0,08	0,05	0,1	10	2	mit Orange und Schokolade
50	190	10	20	40	1,0	0,2	0	2	0,5	0,02	0,09	0,06	0,0	4	0	**Kokosmakronen**
530	165	26	29	160	1,5	1,4	14	18	0,8	0,09	0,07	0,08	0,0	10	0	**Kräcker**
125	210	120	26	165	1,3	0,7	19	150	3,2	0,05	0,08	0,08	0,1	10	2	**Lebkuchen**
50	150	30	10	180	1,3	0,9	190	9	1,5	0,06	0,19	0,10	0,5	25	0	**Löffelbiskuit**
230	100	90	15	75	1,3	0,7	250	130	0,8	0,14	0,02	0,07	0,1	7	0	**Mürbeteiggebäck**
200	350	65	135	380	3,7	2,6	0	10	12,0	0,24	0,13	0,25	0,0	16	+	**Müslikekse**
60	130	100	30	125	1,1	0,8	60	40	3,4	0,06	0,05	0,10	0,0	8	0	**Nussplätzchen**
130	170	55	35	130	1,5	0,6	70	85	0,4	0,04	0,08	0,05	0,1	11	2	**Orangenplätzchen**
75	140	40	28	138	1,8	0,8	32	24	2,0	0,04	0,09	0,12	0,0	9	0	**Pfeffernüsse**

Der essbare Anteil von 100 g verzehrsfertiger Lebensmittel enthält:

	Portionsgröße	Energie			Eiweiß (Protein)	Fett					Kohlenhydrate				Wasser
				Dichte		ges.	GFS	EUFS	MUFS	Chol.	ges.	Monos./Dis.	Polys.	Ball.	
	g	kcal	kJ	kcal/g	g	g	g	g	g	mg	g	g	g	g	g
Printen	20	464	1939	4,6	8	21	5,4	12,8	1,8	14	60	38	20	5,4	3
Salzgebäck	2	348	1454	3,5	8	17	4,6	5,6	4,1	68	42	+	40	1,6	32
Salzstangen	2	336	1404	3,4	9	1	0,1	+	0,3	0	74	+	74	1,2	9
Spekulatius	10	420	1755	4,2	7	19	8,7	6,0	1,2	96	56	23	32	1,5	16
Spritzgebäck	8	493	2060	4,9	6	29	14,2	8,7	1,5	74	53	23	30	1,5	11
Vanillekipferl	5	483	2016	4,8	7	29	13,0	9,6	1,9	192	49	25	23	1,5	13
Vollkornkekse	10	411	1717	4,1	11	21	3,4	5,7	9,1	0	44	9	35	8,1	14
mit Nüssen	10	449	1874	4,5	12	28	3,9	9,2	10,2	0	38	5	32	9,1	11
mit Schokolade	10	473	1977	4,7	8	23	3,5	6,5	9,5	0	58	5	52	5,8	3
Waffelkekse	10	522	2184	5,2	4	28	16,0	8,2	1,0	180	63	41	21	1,4	2
Zimtsterne	15	401	1676	4,0	8	17	1,3	10,0	2,8	0	54	53	+	3,0	18
Zwieback, Butter-	10	364	1522	3,6	9	4	1,0	1,0	2,0	60	73	+	72	3,5	8
Vollkornzwieback	10	366	1530	3,7	14	6	1,1	1,5	3,0	0	64	+	63	9,0	6
Kuchen und Gebäck															
Amerikaner	100	300	1254	3,0	5	8	2,2	3,5	1,8	60	52	29	23	0,7	33
Apfelkuchen, Hefeteig	100	132	551	1,3	3	3	1,6	0,9	0,3	22	23	11	12	2,2	68
Rührteig	100	206	861	2,1	3	9	4,6	2,6	0,6	89	28	16	11	1,2	58
Mürbeteig, gedeckt	100	203	848	2,0	3	8	1,9	2,5	1,9	22	31	18	12	1,9	56
Apfelstrudel	150	203	848	2,0	2	9,0	3,7	1,9	1,1	18	28	15	12	2,1	57
Baiser	25	344	1438	3,4	4	+	+	+	+	+	82	82	+	0,0	13
Baumkuchen	70	404	1689	4,0	6	24	12	7	1	200	41	24	17	0,8	26
Berliner (Krapfen)	60	317	1325	3,2	9	12	5,8	3,3	0,8	126	44	4	39	1,3	33
Bienenstich, gefüllt	75	306	1279	3,1	5	19	6,2	6,4	3,3	69	34	18	16	0,8	40
ungefüllt	75	280	1170	2,8	5	14	6,4	4,6	0,9	59	34	14	18	0,9	46
Biskuitrolle mit Marmelade	60	269	1124	2,7	4	2	0,7	0,9	0,4	108	58	42	14	1,1	34
mit Erdbeersahne	60	208	870	2,1	3	11	5,8	3,2	0,6	110	23	14	7	0,8	61

Der essbare Anteil von 100 g verzehrsfertiger Lebensmittel enthält:

Mineralstoffe							Vitamine									
Na mg	K mg	Ca mg	Mg mg	P mg	Fe mg	Zn mg	Ret. µg	Caro. µg	E mg	B_1 mg	B_2 mg	B_6 mg	B_{12} µg	Fol. µg	C mg	
180	400	120	75	260	2,6	1,3	33	32	2,5	0,10	0,13	0,10	0,1	11	0	**Printen**
1770	135	150	22	170	1,6	1,0	0	0	0,4	0,06	0,07	0,09	0,0	6	0	**Salzgebäck**
1790	125	145	20	130	0,8	1,0	0	0	0,4	0,02	0,05	0,05	0,0	0	0	**Salzstangen**
80	110	90	22	130	1,2	0,8	160	100	3,0	0,04	0,09	0,08	0,1	10	1	**Spekulatius**
3	100	25	22	70	1,0	0,7	180	130	3,5	0,03	0,05	0,05	0,0	8	0	**Spritzgebäck**
55	120	85	25	150	1,5	0,9	210	110	4,9	0,05	0,12	0,07	0,0	14	0	**Vanillekipferl**
290	280	75	77	295	3,2	1,9	0	15	7,6	0,72	0,82	0,25	0,0	24	0	**Vollkornkekse**
550	300	160	78	350	2,3	1,8	0	6	9,9	0,21	0,11	0,20	0,0	55	0	mit Nüssen
235	330	110	80	280	3,0	1,5	12	30	6,0	0,55	0,70	0,22	0,0	10	0	mit Schokolade
70	160	70	20	80	1,6	0,6	0	0	1,9	0,09	0,08	0,03	0,0	8	0	**Waffelkekse**
35	290	80	65	140	1,5	0,8	5	25	6,5	0,06	0,24	0,02	0,0	20	1	**Zimtsterne**
260	160	40	15	130	1,5	0,7	0	0	0,2	0,13	0,07	0,09	0,0	5	0	**Zwieback, Butter-**
225	700	75	180	450	6,0	4,0	0	0	4,8	0,60	0,60	0,30	0,0	85	0	Vollkornzwieback
																Kuchen und Gebäck
145	70	120	10	135	0,8	0,6	80	58	1,6	0,03	0,06	0,06	0,0	6	0	**Amerikaner**
10	120	20	10	42	0,6	0,4	27	25	0,4	0,04	0,07	0,05	0,1	10	2	**Apfelkuchen**, Hefeteig
70	90	64	8	80	0,6	0,4	90	50	0,6	0,03	0,06	0,04	0,2	7	2	Rührteig
85	100	55	9	65	0,6	0,3	58	72	2,0	0,03	0,04	0,04	0,1	5	2	Mürbeteig, gedeckt
75	90	60	9	70	0,6	0,3	30	40	1,0	0,03	0,05	0,04	0,0	5	2	**Apfelstrudel**
70	55	4	5	8	0,2	+	0	0	0,0	0,01	0,13	0,00	0,0	5	0	**Baiser**
40	85	30	13	90	1,1	0,8	190	90	1,9	0,03	0,09	0,03	0,0	10	+	**Baumkuchen**
240	115	40	17	110	1,3	1,0	120	45	0,8	0,07	0,12	0,10	0,3	25	0	**Berliner** (Krapfen)
250	115	220	17	210	0,7	0,6	106	66	2,5	0,03	0,10	0,04	0,0	14	0	**Bienenstich**, gefüllt
180	135	70	19	90	0,7	0,6	75	45	1,3	0,04	0,12	0,05	0,0	6	0	ungefüllt
70	80	60	8	90	0,8	0,5	59	8	0,5	0,03	0,06	0,04	0,0	8	2	**Biskuitrolle** mit Marmelade
30	95	40	9	60	0,6	0,4	150	75	0,6	0,02	0,10	0,04	0,0	10	17	mit Erdbeersahne

Der essbare Anteil von 100 g verzehrsfertiger Lebensmittel enthält:

	Portionsgröße	Energie			Eiweiß (Protein)	Fett					Kohlenhydrate				Wasser
				Dichte		ges.	GFS	EUFS	MUFS	Chol.	ges.	Monos./Dis.	Polys.	Ball.	
	g	kcal	kJ	kcal/g	g	g	g	g	g	mg	g	g	g	g	g
Blätterteig mit Butter	300	432	1805	4,3	4	33	17,9	8,9	1,2	95	29	+	29	0,9	32
tiefgekühlt	300	436	1822	4,4	4	31	5,3	4,2	16,5	0	36	+	36	1,5	26
Butterkuchen	75	369	1542	3,7	6	17	8,0	6,0	2,0	45	48	24	24	1,3	28
Donauwellen	100	294	1229	2,9	4	16	8,7	4,6	0,7	94	33	20	12	1,0	45
Erdbeersahnetorte	100	193	806	1,9	3	10	6,0	3,2	0,5	68	23	12	10	0,8	63
Frankfurter Kranz	55	347	1450	3,5	4	23	12,0	8,0	1,2	105	31	19	12	0,7	40
Früchtebrot	75	293	1225	2,9	7	9	1,0	6,0	1,5	60	46	30	15	6,0	30
Gugelhupf (Napfkuchen)	75	364	1521	3,6	7	18	4,1	8,0	3,8	83	44	10	26	1,9	29
Hefestückchen mit Zuckerguss	75	278	1162	2,8	7	7	3,5	1,9	0,5	48	47	10	36	1,6	37
mit Mohn	75	359	1500	3,6	6	14	7,4	3,8	0,7	57	52	15	35	1,2	26
Hefeteigschnecke	65	324	1354	3,2	7	9	3,4	2,9	1,3	41	54	20	33	2,5	27
Hefezopf	70	300	1254	3,0	8	9	4,7	2,8	0,7	106	47	14	32	2,0	34
Käsekuchen	100	277	1156	2,8	6	16	8,7	5,6	0,9	100	26	14	12	0,4	50
Käsesahnetorte	120	248	1036	2,5	8	12	5,7	3,4	0,6	156	28	22	4	0,1	51
Kirschstrudel	100	211	882	2,1	3	7	1,7	3,1	1,7	20	34	13	20	1,4	28
Königskuchen	100	350	1463	3,5	6	14	7,7	4,2	0,9	100	50	30	20	2,2	28
Linzertorte	70	409	1710	4,1	7	21	8,1	9,4	2,0	125	48	28	20	2,3	21
Marmorkuchen	70	388	1622	3,9	6	21	12,2	6,7	1,1	166	44	23	20	0,9	28
Mohnkuchen	100	315	1317	3,2	9	15	2,7	3,1	6,6	50	36	12	23	2,2	36
Mokkacremetorte	100	339	1417	3,4	4	11	3,9	4,6	1,1	54	56	24	31	1,7	26
Nussecke	60	468	1956	4,7	5	28	9,8	14,0	2,9	75	49	33	16	1,3	15
Nusshörnchen, Hefeteig	70	350	1464	3,5	6	17	4,1	8,7	3,7	71	42	17	24	1,4	32
Nusskuchen	60	429	1793	4,3	5	33	12,3	14,0	3,2	130	28	14	13	0,8	31
Nusssahnetorte	100	314	1312	3,1	4	21	9,1	7,5	1,1	116	27	14	12	0,6	46
Obstkuchen, Mürbeteig	100	238	994	2,4	3	11	5,5	3,0	2,0	33	31	18	12	1,7	52
Quarkölteig	100	276	1155	2,8	6	14	6,4	5,0	1,8	85	31	15	15	0,4	48
Rührteig	100	201	842	2,0	3	9	4,8	3,2	0,5	70	26	15	10	1,1	59

Mineralstoffe							Vitamine									
Na mg	K mg	Ca mg	Mg mg	P mg	Fe mg	Zn mg	Ret. µg	Caro. µg	E mg	B_1 mg	B_2 mg	B_6 mg	B_{12} µg	Fol. µg	C mg	
450	45	14	10	57	0,7	0,6	225	146	0,9	0,02	0,02	0,05	0,0	5	0	**Blätterteig** mit Butter
350	67	68	11	52	1,1	0,3	150	0	1,4	0,19	0,04	0,05	0,0	16	0	tiefgekühlt
10	110	40	20	80	0,9	0,5	80	20	1,0	0,05	0,09	0,07	0,0	10	0	**Butterkuchen**
70	115	70	19	100	0,8	0,5	138	135	0,7	0,03	0,07	0,04	0,0	6	1	**Donauwellen**
55	101	70	10	70	0,5	0,3	124	73	0,5	0,02	0,09	0,04	0,0	7	15	**Erdbeersahnetorte**
85	110	100	15	115	0,7	0,5	150	80	2,5	0,03	0,11	0,04	0,0	9	0	**Frankfurter Kranz**
60	450	90	45	165	3,3	0,7	35	30	3,5	0,11	0,10	0,20	0,0	15	5	**Früchtebrot**
80	175	38	20	95	1,2	0,8	110	120	4,0	0,06	0,11	0,08	0,0	45	0	**Gugelhupf** (Napfkuchen)
62	145	45	17	100	1,1	0,9	39	20	0,4	0,07	0,13	0,10	0,2	20	0	**Hefestückchen** Zuckerguss
62	90	31	14	80	1,0	0,8	50	60	1,0	0,05	0,09	0,08	0,0	35	0	mit Mohn
30	185	37	20	95	1,2	0,8	50	47	1,4	0,07	0,12	0,10	0,0	50	0	**Hefeteigschnecke**
31	190	40	18	100	1,3	0,9	118	40	0,7	0,06	0,12	0,09	0,0	20	0	**Hefezopf**
120	85	140	10	160	0,6	0,5	140	55	0,7	0,03	0,16	0,05	0,6	12	2	**Käsekuchen**
50	85	53	8	110	0,7	0,6	100	24	0,5	0,03	0,17	0,05	0,7	10	0	**Käsesahnetorte**
53	120	15	10	40	0,6	0,4	40	100	1,4	0,03	0,03	0,05	0,0	3	4	**Kirschstrudel**
105	190	110	15	135	1,0	0,6	120	70	0,8	0,04	0,07	0,07	0,0	8	0	**Königskuchen**
70	150	90	30	135	1,2	0,8	130	80	3,6	0,05	0,13	0,06	0,0	14	0	**Linzertorte**
135	85	130	14	160	1,0	0,7	190	90	1,0	0,04	0,08	0,06	0,3	9	0	**Marmorkuchen**
50	240	310	75	240	2,5	2,4	33	75	1,8	0,11	0,12	0,11	0,2	12	0	**Mohnkuchen**
125	170	85	30	110	1,1	0,5	140	45	0,9	0,04	0,11	0,04	0,2	10	0	**Mokkacremetorte**
300	130	280	25	250	1,0	0,7	140	120	4,2	0,09	0,09	0,09	0,0	14	0	**Nussecke**
90	140	43	20	100	1,1	0,8	120	120	5,0	0,07	0,12	0,10	0,2	50	0	**Nusshörnchen**, Hefeteig
370	120	260	25	260	1,1	0,7	180	110	6,4	0,07	0,10	0,08	0,0	18	0	**Nusskuchen**
70	115	95	18	110	0,7	0,5	180	90	2,0	0,04	0,11	0,06	0,4	12	0	**Nusssahnetorte**
60	110	40	10	55	0,6	0,5	46	161	1,6	0,03	0,04	0,04	0,1	2	4	**Obstkuchen**, Mürbeteig
105	95	105	9	135	0,7	0,4	64	24	1,4	0,03	0,14	0,05	0,5	7	0	Quarkölteig
60	120	70	9	80	0,6	0,5	63	195	0,4	0,03	0,07	0,04	0,2	3	2	Rührteig

Der essbare Anteil von 100 g verzehrsfertiger Lebensmittel enthält:

	Portions-größe	Energie		Dichte	Eiweiß (Protein)	Fett					Kohlenhydrate				Wasser
						ges.	GFS	EUFS	MUFS	Chol.	ges.	Monos./Dis.	Polys.	Ball.	
	g	kcal	kJ	kcal/g	g	g	g	g	g	mg	g	g	g	g	g
Obstkuchen, Biskuit	120	191	798	1,9	2	2	0,6	0,7	0,6	120	40	27	12	4,6	50
Plunderstückchen	90	395	1650	4,0	6	23	9,5	9,6	2,0	55	41	12	28	1,6	28
Rhabarberkuchen mit Baiser	100	190	795	1,9	2	10	5,4	2,7	0,4	42	22	12	10	1,8	61
Rüblitorte	100	270	1129	2,7	6	10	1,3	6,1	1,2	150	39	32	7	1,8	41
Sachertorte	100	332	1388	3,3	6	12	5,6	3,6	0,7	180	50	35	14	1,4	30
Sahnetorte	120	347	1450	3,5	5	23	11,0	8,0	2,0	120	30	19	10	1,0	40
Sandkuchen	70	382	1596	3,8	3	20	5,3	6,9	4,7	118	48	24	24	0,4	27
Schokoladenkuchen	70	333	1391	3,3	6	15	4,2	5,2	3,4	62	43	18	24	1,7	32
Schokosahnetorte	120	303	1264	3,0	5	20	11,5	6,7	0,8	104	26	16	8	0,7	48
Schwarzwälder Kirschtorte	140	251	1049	2,5	3	14	7,2	3,9	0,6	93	29	18	10	0,6	53
Schweinsohren	40	451	1885	4,5	4	29	7,6	4,9	12,5	16	43	15	28	1,2	22
Stollen	100	393	1642	3,9	5	20	10,4	7,4	1,0	54	47	20	26	2,6	24
Streuselkuchen	70	372	1554	3,7	6	15	7,7	3,9	0,7	41	54	16	38	1,2	24
Torteletts	100	212	886	2,1	4	6	1,1	1,6	2,6	1	35	20	14	1,7	52
Waffeln	100	400	1672	4,0	4	29	15,4	8,2	1,2	206	30	10	19	0,5	36
Zitronenkuchen	70	400	1672	4,0	7	22	10,0	6,0	2,0	150	44	16	28	0,9	26
Zuckerbutterkuchen	70	364	1521	3,6	6	17	6,6	5,8	2,3	44	47	19	27	1,0	29
Zwetschgenkuchen, Hefeteig	100	167	698	1,7	4	4	1,9	1,0	0,3	25	29	8	20	1,6	60
Frühstückszerealien/-flocken															
Cornflakes	30 (1 EL)	353	1475	3,5	7	1	0,1	0,2	0,2	0	80	2	78	4,0	5
vitaminiert	30 (1 EL)	367	1534	3,7	8	1	0,1	0,2	0,3	0	82	9	73	3,4	3
mit Honig, vitaminiert	25 (1 EL)	386	1613	3,9	8	2	0,9	0,3	0,4	0	84	48	34	3,0	3
mit Kleie, vitaminiert	30 (1 EL)	317	1325	3,2	11	2	0,4	0,4	0,8	0	64	18	46	16,0	3
mit Schokolade, vitaminiert	30 (1 EL)	378	1580	3,8	5	2	0,5	0,4	0,9	0	85	38	45	2,3	3
Frosties, vitaminiert	30 (1 EL)	378	1580	3,8	6	1	0,2	0,2	0,2	0	88	40	47	1,9	3
Getreideflocken	10 (1 EL)	318	1329	3,2	10	4	0,6	1,0	1,4	0	61	8	53	8,2	14

Der essbare Anteil von 100 g verzehrsfertiger Lebensmittel enthält:

Mineralstoffe							Vitamine									
Na mg	K mg	Ca mg	Mg mg	P mg	Fe mg	Zn mg	Ret. µg	Caro. µg	E mg	B_1 mg	B_2 mg	B_6 mg	B_{12} µg	Fol. µg	C mg	
70	110	35	8	80	0,6	0,5	60	250	0,5	0,03	0,08	0,05	0,2	15	6	**Obstkuchen**, Biskuit
25	105	77	30	120	1,2	0,6	135	85	0,5	0,07	0,14	0,10	0,1	21	0	**Plunderstückchen**
425	156	431	10	325	0,5	0,3	70	90	0,5	0,02	0,04	0,03	0,0	3	4	**Rhabarberkuchen** mit Baiser
480	200	460	30	400	1,8	0,7	70	1600	3,2	0,08	0,14	0,09	0,4	17	3	**Rüblitorte**
100	150	60	20	120	1,4	0,6	130	95	0,9	0,03	0,10	0,05	0,4	10	1	**Sachertorte**
70	100	55	15	120	0,7	0,4	80	50	1,5	0,03	0,12	0,06	0,4	3	1	**Sahnetorte**
165	42	60	5	85	0,5	0,6	210	95	1,1	0,03	0,10	0,03	1,0	9	0	**Sandkuchen**
205	140	155	27	185	1,2	0,8	115	115	4,0	0,04	0,08	0,06	0,0	9	0	**Schokoladenkuchen**
70	140	100	19	110	0,6	0,5	218	100	0,7	0,03	0,14	0,04	0,4	7	0	**Schokosahnetorte**
35	95	50	11	70	0,5	0,4	175	170	0,7	0,02	0,08	0,03	0,3	6	1	**Schwarzwälder Kirschtorte**
275	55	55	9	42	0,9	0,3	190	30	1,5	0,09	0,01	0,04	0,0	8	0	**Schweinsohren**
9	200	37	21	85	1,1	0,8	85	80	3,9	0,07	0,12	0,10	0,0	17	0	**Stollen**
10	90	30	14	70	0,9	0,8	100	65	0,5	0,04	0,06	0,07	0,1	13	0	**Streuselkuchen**
130	100	140	8	130	0,5	0,3	2	20	2,3	0,03	0,05	0,04	0,1	2	4	**Torteletts**
100	70	100	8	125	0,9	0,6	191	94	0,9	0,03	0,11	0,04	0,4	6	0	**Waffeln**
150	80	125	10	150	1,0	0,7	120	60	0,7	0,04	0,08	0,06	0,2	6	1	**Zitronenkuchen**
45	90	33	12	73	0,8	0,7	90	75	2,0	0,05	0,10	0,07	0,1	18	0	**Zuckerbutterkuchen**
25	150	29	13	60	0,7	0,5	32	175	0,6	0,06	0,08	0,06	0,1	11	2	**Zwetschgenkuchen**, Hefeteig
																Frühstückszerealien/-flocken
910	139	13	14	60	2,0	0,3	0	0	0,4	0,06	0,06	0,07	0,0	6	0	**Cornflakes**
900	100	15	14	50	7,0	0,3	0	0	12,0	1,40	1,60	2,00	5,0	160	0	vitaminiert
850	200	20	40	150	7,0	0,4	0	0	12,0	1,40	1,60	2,00	5,0	160	0	mit Honig, vitaminiert
1000	540	50	130	370	8,0	1,0	0	0	12,0	1,40	1,60	2,00	5,0	160	0	mit Kleie, vitaminiert
800	190	20	40	120	6,0	0,4	0	0	12,0	1,40	1,60	2,00	5,0	160	0	mit Schokolade, vitaminiert
800	65	11	10	50	7,0	0,1	0	0	12,0	1,40	1,60	2,00	5,0	160	0	**Frosties**, vitaminiert
7	440	56	95	305	3,4	2,8	0	10	1,8	0,37	0,12	0,27	0,0	22	0	**Getreideflocken**

Der essbare Anteil von 100 g verzehrsfertiger Lebensmittel enthält:

	Portions-größe	Energie		Dichte	Eiweiß (Protein)	Fett					Kohlenhydrate				Wasser
						ges.	GFS	EUFS	MUFS	Chol.	ges.	Monos./Dis.	Polys.	Ball.	
	g	kcal	kJ	kcal/g	g	g	g	g	g	mg	g	g	g	g	g
Haferflakes	25 (1 EL)	382	1596	3,8	10	6	1,0	2,0	2,2	0	72	14	46	7,0	2
Kleieflocken, vitaminiert	25 (1 EL)	318	1329	3,2	11	2	0,4	0,4	0,8	0	64	18	45	15,0	4
Mehrkornflocken mit Honig	10 (1 EL)	306	1279	3,1	10	2	0,4	0,2	1,0	0	62	8	54	10,3	14
Müsli mit Nüssen	50 (1 EL)	375	1567	3,8	12	12	1,9	3,8	4,2	0	55	2	48	6,6	12
mit Trockenobst	50 (1 EL)	331	1383	3,3	9	5	1,1	1,5	2,2	0	61	8	40	8,0	14
mit Vollkorn	50 (1 EL)	404	1697	4,0	12	17	3,1	6,2	6,8	0	50	2	44	6,5	11
mit Schokolade	50 (1 EL)	387	1618	3,9	11	11	5,1	4,3	1,6	0	61	25	35	8,5	6
Teigwaren und Nudeln															
Eierteigwaren, roh	50	354	1479	3,5	12	3	0,4	0,3	1,1	95	70	2	64	3,4	11
gekocht	200	142	593	1,4	5	1	0,2	0,1	0,4	38	28	+	28	1,4	64
mit hohem Eigehalt, roh	50	349	1458	3,5	11	4	0,5	0,4	1,7	150	68	1	67	3,2	13
mit hohem Eigehalt, gekocht	200	140	585	1,4	5	2	0,2	0,2	0,5	60	27	+	27	1,4	65
Teigwaren ohne Ei, roh	50	352	1471	3,5	12	2	0,2	0,5	0,8	0	72	+	71	3,4	10
gekocht	200	156	652	1,6	5	1	0,1	0,2	0,4	0	32	+	32	1,5	60
Vollkornteigwaren mit Ei, roh	50	322	1345	3,2	13	4	0,8	0,9	1,4	68	60	1	59	8,8	13
gekocht	200	129	539	1,3	5	2	0,3	0,4	0,6	27	24	+	24	3,5	65
Tortellini, mit Fleischfüllung	200	268	1120	2,7	13	8	4,0	2,0	1,0	135	36	+	35	1,2	40
mit Ricottafüllung	200	241	1007	2,4	10	9	5,0	3,0	1,0	110	30	+	30	1,5	47
GEMÜSE, HÜLSENFRÜCHTE, PILZE															
Gemüse und Gemüseprodukte															
Artischocke	100	22	91	0,2	2	+	0,0	+	0,1	0	3	3	0	10,8	82
Aubergine	200	17	73	0,2	1	+	0,0	+	0,1	0	3	2	+	2,8	93
Bleichsellerie	100	15	62	0,2	1	+	0,0	+	0,1	0	2	2	0	2,6	92
Blumenkohl	200	22	91	0,2	3	+	0,1	+	0,1	0	2	2	+	2,9	92
gekocht	200	18	75	0,2	2	+	+	+	+	0	2	2	+	2,4	92

Der essbare Anteil von 100 g verzehrsfertiger Lebensmittel enthält:

Mineralstoffe							Vitamine									
Na mg	K mg	Ca mg	Mg mg	P mg	Fe mg	Zn mg	Ret. µg	Caro. µg	E mg	B_1 mg	B_2 mg	B_6 mg	B_{12} µg	Fol. µg	C mg	
410	325	50	95	310	3,4	4,0	0	0	1,2	0,48	0,12	0,15	0,0	10	0	**Haferflakes**
450	540	50	130	370	12,0	3,3	0	0	1,2	1,20	1,30	1,70	0,8	170	50	**Kleieflocken**, vitaminiert
8	365	31	100	320	2,8	2,5	0	5	0,9	0,38	0,15	0,40	0,0	30	0	**Mehrkornflocken** mit Honig
5	450	90	110	350	4,4	3,4	0	7	4,8	0,42	0,10	0,15	0,0	15	0	**Müsli** mit Nüssen
16	520	68	121	275	3,5	2,6	8	112	1,3	0,36	0,17	0,39	0,1	18	5	mit Trockenobst
5	450	100	120	340	4,3	3,2	0	10	6,5	0,40	0,11	0,20	0,0	14	0	mit Vollkorn
150	350	65	130	340	4,6	2,6	10	•	1,5	0,36	0,17	0,12	0,0	15	+	mit Schokolade
																Teigwaren und Nudeln
17	220	25	42	150	3,0	1,3	63	0	0,2	0,17	0,07	0,06	0,0	22	0	**Eierteigwaren**, roh
160	50	10	20	60	1,5	0,5	25	0	0,1	0,04	0,03	0,01	0,0	8	0	gekocht
18	170	30	70	210	3,0	3,0	66	0	0,2	0,17	0,07	0,10	0,1	28	0	mit hohem Eigehalt, roh
160	20	12	28	80	1,5	1,3	25	0	0,1	0,07	0,03	0,04	0,0	9	0	mit hohem Eigehalt, gekocht
16	160	25	56	190	2,0	1,0	0	0	0,2	0,18	0,05	0,10	0,0	16	0	**Teigwaren** ohne Ei, roh
96	22	8	10	50	0,7	0,4	0	0	0,1	0,03	0,01	0,02	0,0	5	0	gekocht
60	350	50	130	350	3,6	3,5	40	0	0,9	0,45	0,12	0,42	0,1	40	0	**Vollkornteigwaren** mit Ei, roh
110	26	24	20	51	2,0	1,5	25	0	0,4	0,10	0,04	0,08	0,0	13	0	gekocht
460	160	200	25	•	1,3	•	•	•	0,8	•	•	•	•	18	3	**Tortellini**, mit Fleischfüllung
250	160	16	20	•	1,5	•	•	•	1,0	•	•	•	•	28	4	mit Ricottafüllung
																GEMÜSE, HÜLSENFRÜCHTE, PILZE
																Gemüse und Gemüseprodukte
45	350	53	26	130	1,5	0,4	0	100	0,2	0,14	0,01	0,10	0,0	22	8	**Artischocke**
4	200	12	14	21	0,4	0,2	0	43	+	0,04	0,05	0,08	0,0	30	5	**Aubergine**
130	330	80	12	50	0,2	0,1	0	2900	0,2	0,05	0,08	0,09	0,0	7	7	**Bleichsellerie**
15	280	20	15	50	0,5	0,3	0	10	0,1	0,09	0,09	0,20	0,0	90	64	**Blumenkohl**
12	160	18	12	40	0,4	0,3	0	10	0,1	0,09	0,08	0,16	0,0	55	49	gekocht

Gemüse, Hülsenfrüchte, Pilze

Der essbare Anteil von 100 g verzehrsfertiger Lebensmittel enthält:

	Portions-größe g	Energie kcal	Energie kJ	Dichte kcal/g	Eiweiß (Protein) g	Fett ges. g	Fett GFS g	Fett EUFS g	Fett MUFS g	Chol. mg	Kohlenhydrate ges. g	Monos./Dis. g	Polys. g	Ball. g	Wasser g
Bohnen, dick	200	78	326	0,8	6	1	0,1	+	0,3	0	12	1	8	2,2	78
Bohnen, grün	200	33	138	0,3	2	+	0,1	+	0,1	0	5	2	2	1,9	90
gekocht	200	27	113	0,3	2	+	0,1	+	0,1	0	4	2	2	1,6	91
Konserve	200	13	54	0,1	1	+	0,0	+	0,1	0	2	1	1	1,5	92
Brennnessel	100	40	167	0,4	7	1	+	+	0,3	0	1	+	+	3,1	83
Brokkoli	200	28	117	0,3	4	+	0,0	0,0	0,1	0	3	2	+	3,0	88
gekocht	200	22	92	0,2	3	+	0,0	0,0	0,1	0	2	2	+	2,7	91
Chicorée	200	17	73	0,2	1	+	0,0	0,0	0,1	0	2	2	+	1,3	94
Chinakohl	200	13	54	0,1	1	+	0,1	0,0	0,1	0	1	1	0	1,7	94
Eichblattsalat	50	11	45	0,1	1	+	0,0	0,0	0,1	0	1	1	+	1,5	95
Eisbergsalat	50	13	55	0,1	1	+	0,0	0,0	0,2	0	2	2	0	0,6	96
Endivie	50	14	58	0,1	2	+	0,0	0,0	0,1	0	1	1	0	1,2	93
Erbsen, grün	200	81	338	0,8	7	1	0,1	0,0	0,3	0	12	1	11	4,3	75
gekocht	200	68	284	0,7	5	+	+	0,0	0,2	0	10	1	9	4,1	81
Konserve	200	52	217	0,5	4	+	0,1	0,0	0,2	0	8	2	6	2,7	84
tiefgekühlt	200	86	359	0,9	7	+	0,1	0,0	0,3	0	13	1	12	5,4	72
Feldsalat	50	14	57	0,1	2	+	0,1	0,0	0,2	0	1	1	0	1,5	90
Fenchel	100	24	100	0,2	2	+	0,1	0,0	0,2	0	3	3	0	3,3	86
Frühlingszwiebel	100	24	100	0,2	2	1	0,1	+	0,2	0	3	3	+	1,5	92
Gemüsesaft	200	17	72	0,2	1	+	0,0	0,0	0,0	0	3	3	0	0,5	94
Grüner Pfeffer	10	16	67	0,2	1	+	0,0	+	+	0	2	0	2	1,0	93
Grünkohl	200	37	154	0,4	4	1	0,1	0,0	0,5	0	3	2	0	4,2	86
Gurke	200	12	50	0,1	1	+	Sp	0,0	Sp	0	2	2	+	0,5	97
Salzgurken, milchsauer	50	24	100	0,2	1	+	0,0	0,0	0,1	0	4	4	+	0,5	90
Cornichons	5 Stück	15	63	0,2	1	+	0,0	0,0	0,0	0	3	2	+	1,2	92
Knoblauch	50	136	568	1,4	6	+	0,0	0,0	0,1	0	28	3	23	2,0	62

Der essbare Anteil von 100 g verzehrsfertiger Lebensmittel enthält:

Mineralstoffe							Vitamine									
Na mg	K mg	Ca mg	Mg mg	P mg	Fe mg	Zn mg	Ret. µg	Caro. µg	E mg	B_1 mg	B_2 mg	B_6 mg	B_{12} µg	Fol. µg	C mg	
27	360	25	38	95	2,0	0,3	0	130	0,3	0,23	0,14	0,20	0,0	40	33	**Bohnen**, dick
2	225	65	25	35	0,7	0,3	0	320	0,3	0,08	0,11	0,26	0,0	70	20	**Bohnen**, grün
2	150	50	20	32	0,6	0,3	0	300	0,3	0,07	0,09	0,24	0,0	60	12	gekocht
250	135	34	20	24	1,3	0,2	0	200	0,1	0,07	0,04	0,03	0,0	13	4	Konserve
5	475	710	80	140	4,0	1,0	0	100	•	•	•	•	0,0	•	300	**Brennnessel**
20	260	60	20	63	0,8	0,5	0	850	0,6	0,10	0,18	0,28	0,0	111	115	**Brokkoli**
10	325	90	20	65	0,9	0,7	0	800	0,5	0,09	0,18	0,25	0,0	90	90	gekocht
4	200	25	13	26	0,7	0,2	0	3400	0,1	0,06	0,03	0,05	0,0	50	9	**Chicorée**
20	145	40	11	30	0,6	0,3	0	425	0,2	0,03	0,04	0,12	0,0	65	25	**Chinakohl**
10	224	37	11	33	1,1	0,2	0	890	0,4	0,06	0,08	0,06	0,0	100	15	**Eichblattsalat**
2	160	20	5	18	0,4	0,1	0	1250	0,6	0,11	0,01	0,03	0,0	53	3	**Eisbergsalat**
45	330	55	10	55	1,4	0,3	0	1700	0,5	0,05	0,12	0,06	0,0	110	10	**Endivie**
2	304	24	33	110	1,8	1,0	0	424	0,3	0,30	0,16	0,16	0,0	159	25	**Erbsen**, grün
2	210	22	30	90	1,3	0,9	0	310	0,3	0,23	0,15	0,12	0,0	150	17	gekocht
220	150	20	20	62	1,5	0,3	0	260	0,2	0,10	0,06	0,05	0,0	80	9	Konserve
2	300	24	33	105	1,8	1,0	0	420	0,3	0,30	0,16	0,16	0,0	155	18	tiefgekühlt
4	420	35	13	50	2,0	0,5	0	3900	0,6	0,07	0,08	0,25	0,0	145	35	**Feldsalat**
85	495	110	49	51	2,7	0,3	0	4700	0,6	0,23	0,11	0,10	0,0	100	93	**Fenchel**
7	260	39	12	29	1,9	0,4	0	6000	0,1	0,05	0,03	0,13	0,0	54	26	**Frühlingszwiebel**
100	240	40	15	20	0,3	0,2	0	200	0,2	0,05	0,05	0,10	0,0	10	10	**Gemüsesaft**
2	210	10	10	25	0,4	•	0	1200	0,8	0,01	0,03	•	0,0	•	59	**Grüner Pfeffer**
35	450	210	30	90	1,9	0,3	0	5200	1,7	0,10	0,25	0,25	0,0	190	105	**Grünkohl**
3	165	16	8	15	0,2	0,2	0	370	0,1	0,02	0,03	0,04	0,0	15	8	**Gurke**
960	75	30	7	30	1,6	0,2	0	190	0,1	+	0,02	0,02	0,0	8	2	Salzgurken, milchsauer
690	110	20	11	22	0,7	0,3	0	180	0,1	0,00	0,02	0,02	0,0	8	1	Cornichons
50	620	38	25	135	1,4	1,0	0	10	0,1	0,20	0,08	0,38	0,0	5	14	**Knoblauch**

Der essbare Anteil von 100 g verzehrsfertiger Lebensmittel enthält:

	Portions-größe	Energie			Eiweiß (Protein)	Fett					Kohlenhydrate				Wasser
				Dichte		ges.	GFS	EUFS	MUFS	Chol.	ges.	Monos./Dis.	Polys.	Ball.	
	g	kcal	kJ	kcal/g	g	g	g	g	g	mg	g	g	g	g	g
Knollensellerie	200	18	77	0,2	2	+	0,1	0,0	0,2	0	2	2	+	4,2	89
Sauerkonserve	200	11	46	0,1	2	+	0,0	0,0	0,1	0	2	1	+	2,1	94
Kohlrabi	200	24	102	0,2	2	+	0,0	0,0	0,1	0	4	4	+	1,4	92
Kopfsalat	50	11	45	0,1	1	+	0,0	0,0	0,1	0	1	1	+	1,5	95
Kürbis	200	24	101	0,2	1	+	0,0	0,0	0,0	0	5	4	1	0,8	91
Löwenzahnblätter	50	28	117	0,3	3	1	0,2	0,1	0,2	0	2	2	+	3,0	89
Mangold	200	14	59	0,1	2	+	0,1	0,0	0,2	0	1	1	+	2,9	92
Melde	100	24	100	0,2	2	+	0,0	+	0,2	0	3	2	+	1,8	91
Möhre (Karotte)	200	25	104	0,3	1	+	0,0	0,0	0,1	0	5	5	+	3,6	88
gekocht	200	16	67	0,2	1	+	0,0	0,0	+	0	3	3	0	2,5	90
Konserve	200	14	59	0,1	1	+	0,0	0,0	0,1	0	2	2	+	1,8	93
Sauerkonserve	200	13	56	0,1	1	+	0,0	0,0	0,1	0	3	2	0	1,7	94
Saft	200	22	93	0,2	1	+	0,0	0,0	0,0	0	5	5	0	0,2	92
Paprika, grün	200	20	83	0,2	1	+	0,1	0,0	0,2	0	3	3	+	3,6	91
rot	200	33	137	0,3	1	+	0,1	0,0	0,2	0	6	6	+	3,6	88
Tomatenpaprika, Konserve	200	15	62	0,2	1	+	0,0	0,0	0,1	0	3	3	0	1,0	94
Pastinake	100	59	247	0,6	1	+	0,1	+	0,2	0	12	3	9	2,1	77
Petersilienwurzel	5	40	169	0,4	3	1	0,1	0,1	0,3	0	6	5	+	4,0	86
Pfefferschote (Chili)	100	20	83	0,2	3	1	0,2	+	0,3	0	1	1	0	1,9	86
Porree (Lauch)	200	24	100	0,2	2	+	0,1	0,0	0,2	0	3	3	+	2,3	86
Portulak	100	12	50	0,1	2	+	0,1	0,0	0,1	0	1	1	0	0,8	92
Radicchio	50	13	53	0,1	1	+	0,0	0,0	0,1	0	2	1	0	1,5	95
Radieschen	80	14	58	0,1	1	+	0,0	0,0	0,1	0	2	2	0	1,6	94
Rettich	200	15	63	0,2	1	+	0,0	0,0	0,1	0	2	2	0	2,5	92
Rhabarber	125	14	60	0,1	1	+	0,0	0,0	0,1	0	3	1	+	3,2	92
gekocht, ohne Zucker	125	11	46	0,1	1	+	0,0	0,0	0,1	0	2	1	0	3,0	93

Mineralstoffe							Vitamine									
Na mg	K mg	Ca mg	Mg mg	P mg	Fe mg	Zn mg	Ret. µg	Caro. µg	E mg	B_1 mg	B_2 mg	B_6 mg	B_{12} µg	Fol. µg	C mg	
80	410	50	15	70	0,4	0,4	0	15	0,5	0,04	0,07	0,20	0,0	75	8	**Knollensellerie**
226	180	40	9	73	0,4	0,2	0	5	0,1	0,02	0,04	0,10	0,0	40	4	Sauerkonserve
20	320	60	43	50	0,5	0,3	0	200	0,4	0,05	0,05	0,07	0,0	70	63	**Kohlrabi**
8	175	20	8	25	0,3	0,4	0	1100	0,6	0,06	0,08	0,06	0,0	60	13	**Kopfsalat**
3	300	22	8	44	0,8	0,2	0	580	1,1	0,05	0,07	0,11	0,0	36	12	**Kürbis**
75	500	170	37	65	3,4	0,8	0	7900	2,5	0,19	0,17	0,10	0,0	40	65	**Löwenzahnblätter**
90	375	100	70	40	2,7	0,3	0	3500	0,5	0,10	0,16	0,09	0,0	30	40	**Mangold**
100	400	100	65	35	2,5	0,5	0	3600	1,5	0,09	0,16	0,09	0,0	30	35	**Melde**
60	330	35	13	35	0,4	0,3	0	7600	0,5	0,07	0,05	0,27	0,0	26	7	**Möhre** (Karotte)
40	180	30	10	28	0,3	0,3	0	6000	0,4	0,06	0,03	0,20	0,0	20	5	gekocht
225	175	27	10	20	0,5	0,4	0	6000	0,3	0,02	0,02	0,02	0,0	40	2	Konserve
215	130	25	10	43	0,4	0,3	0	5400	0,2	0,03	0,02	0,02	0,0	20	3	Sauerkonserve
50	220	25	5	30	0,2	+	0	2600	0,0	0,01	0,01	0,01	0,0	2	4	Saft
2	175	11	12	20	0,4	0,1	0	530	2,5	0,05	0,04	0,24	0,0	55	138	**Paprika**, grün
4	160	8	14	29	0,6	0,1	0	2700	2,5	0,05	0,04	0,25	0,0	60	140	rot
300	120	13	9	48	0,3	0,1	0	900	1,3	0,02	0,04	0,14	0,0	25	68	Tomatenpaprika, Konserve
8	520	50	25	80	0,7	0,8	0	20	0,9	0,08	0,13	0,11	0,0	60	18	**Pastinake**
12	400	40	25	60	0,9	•	0	30	1,0	0,10	0,09	0,23	0,0	5	40	**Petersilienwurzel**
7	220	30	24	80	1,2	0,2	0	175	0,8	0,07	0,08	0,30	0,0	30	120	**Pfefferschote** (Chili)
5	280	65	15	50	0,8	0,3	0	740	0,5	0,08	0,07	0,25	0,0	100	25	**Porree** (Lauch)
2	390	95	150	35	3,6	0,3	0	1100	0,5	0,03	0,10	0,15	0,0	16	70	**Portulak**
10	240	40	11	27	1,5	0,2	0	1400	0,6	0,04	0,03	0,10	0,0	70	28	**Radicchio**
20	240	25	10	20	0,4	0,2	0	25	0,1	0,03	0,03	0,06	0,0	25	30	**Radieschen**
15	450	40	20	35	0,8	0,2	0	10	0,1	0,03	0,03	0,06	0,0	24	10	**Rettich**
2	290	65	10	22	0,4	0,2	0	60	0,2	0,03	0,03	0,04	0,0	3	10	**Rhabarber**
1	180	50	10	18	0,4	0,1	0	60	0,2	0,02	0,03	0,03	0,0	2	6	gekocht, ohne Zucker

Der essbare Anteil von 100 g verzehrsfertiger Lebensmittel enthält:

	Portionsgröße	Energie			Eiweiß (Protein)	Fett					Kohlenhydrate				Wasser
	g	kcal	kJ	Dichte kcal/g	g	ges. g	GFS g	EUFS g	MUFS g	Chol. mg	ges. g	Monos./Dis. g	Polys. g	Ball. g	g
Rosenkohl	200	36	152	0,4	4	+	0,1	0,0	0,2	0	4	3	1	4,4	85
gekocht	200	28	117	0,3	4	+	0,1	0,0	0,2	0	2	2	+	4,0	87
Rote Rübe (Rote Bete)	125	41	171	0,4	2	+	0,0	0,0	0,1	0	9	8	0	2,5	86
Konserve	125	24	101	0,2	1	+	0,0	0,0	0,0	0	5	4	0	2,3	90
Saft	200	36	150	0,4	1	+	0,0	0,0	0,0	0	8	8	0	+	88
Rotkohl	200	22	92	0,2	2	+	0,0	0,0	0,1	0	4	3	+	2,5	90
Konserve	200	14	60	0,1	1	+	0,0	0,0	0,1	0	2	2	0	1,6	94
Rucola (Rauke)	50	25	104	0,3	2	1	0,0	+	+	0	2	2	0	1,6	91
Sauerampfer	50	21	88	0,2	3	+	+	+	0,2	0	1	1	+	2,0	89
Sauerkraut, abgetropft	150	16	67	0,2	2	+	0,1	0,0	0,2	0	1	1	+	2,1	91
Konserve	150	10	41	0,1	1	+	0,0	0,0	0,1	0	1	1	0	1,4	94
Saft	200	15	63	0,2	1	+	0,0	0,0	+	0	1	1	0	0,5	95
Schnittsalat	50	19	81	0,2	1	+	0,1	0,0	0,2	0	3	2	0	1,5	93
Schwarzwurzel	200	16	67	0,2	1	+	0,1	0,0	0,2	0	2	2	0	18,0	75
gekocht	200	15	63	0,2	1	+	0,1	0,0	0,1	0	2	0	2	16,0	80
Spargel	200	18	77	0,2	2	+	0,0	0,0	0,1	0	2	2	0	1,3	93
gekocht	200	13	54	0,1	2	+	0,0	0,0	0,1	0	1	1	0	1,3	95
Konserve	200	14	60	0,1	2	+	0,0	0,0	0,1	0	1	1	0	1,3	94
Spinat	200	16	67	0,2	3	+	0,1	+	0,2	0	1	+	+	1,8	92
gekocht	200	14	58	0,1	2	+	0,1	+	0,2	0	+	+	+	1,8	95
Saft	200	9	38	0,1	1	+	0,0	0,0	+	0	1	1	0	1,0	95
Steckrübe	200	35	147	0,4	1	+	0,0	0,1	0,1	0	7	1	5	1,6	89
Stielmus	200	24	100	0,2	2	+	0,0	+	+	0	3	3	0	2,0	92
Süßkartoffel (Batate)	50	108	451	1,1	2	1	0,2	0,1	0,2	0	24	5	19	3,1	69
Taro	100	102	426	1,0	2	+	0,0	+	+	0	23	2	21	3,8	70
Tomate	50	17	73	0,2	1	+	0,0	0,0	0,1	0	3	2	+	1,0	93
Konserve	150	19	79	0,2	1	+	0,0	0,0	0,1	0	3	2	+	0,9	94

Mineralstoffe							Vitamine									
Na mg	K mg	Ca mg	Mg mg	P mg	Fe mg	Zn mg	Ret. µg	Caro. µg	E mg	B_1 mg	B_2 mg	B_6 mg	B_{12} µg	Fol. µg	C mg	
10	470	35	20	85	0,9	0,5	0	470	0,6	0,13	0,14	0,34	0,0	100	110	**Rosenkohl**
8	360	30	18	75	0,7	0,4	0	310	0,5	0,09	0,12	0,20	0,0	•	85	gekocht
60	410	17	20	45	0,9	0,4	0	11	0,1	0,02	0,04	0,05	0,0	80	10	**Rote Rübe** (Rote Bete)
450	190	23	15	23	0,5	0,2	0	6	0,0	0,01	0,02	0,02	0,0	34	5	Konserve
200	240	2	10	30	0,5	0,2	0	•	•	•	•	•	0,0	•	3	Saft
10	240	35	15	30	0,4	0,2	0	15	1,7	0,06	0,04	0,15	0,0	35	55	**Rotkohl**
406	182	32	14	21	0,4	0,2	0	9	1,1	0,03	0,03	0,10	0,0	20	25	Konserve
25	370	160	47	50	1,5	0,4	0	1400	0,4	0,04	0,09	0,07	0,0	97	15	**Rucola** (Rauke)
	290	60	30	50	2,0	0,6	0	1380	•	•	•	•	0,0	•	115	**Sauerampfer**
355	290	48	14	43	0,6	0,3	0	18	0,1	0,03	0,05	0,21	0,0	30	20	**Sauerkraut**, abgetropft
493	168	36	9	46	0,4	0,3	0	11	0,1	0,02	0,03	0,12	0,0	18	12	Konserve
•	•	•	•	•	•	•	0	•	•	•	•	•	•	•	•	Saft
9	265	68	11	25	1,4	0,2	0	1100	0,6	0,05	0,08	0,06	0,0	70	18	**Schnittsalat**
5	320	53	23	75	3,3	0,2	0	20	0,1	0,11	0,04	0,16	0,0	10	4	**Schwarzwurzel**
20	220	47	20	60	2,9	0,2	0	15	0,1	0,08	0,04	0,12	0,0	8	3	gekocht
4	200	26	17	45	0,7	0,4	0	510	2,0	0,11	0,10	0,05	0,0	105	20	**Spargel**
2	135	20	15	37	0,6	0,3	0	400	1,8	0,09	0,11	0,04	0,0	80	16	gekocht
370	120	17	8	30	0,7	0,3	0	350	1,5	0,06	0,08	0,03	0,0	55	15	Konserve
70	550	120	60	45	3,4	0,6	0	4800	1,4	0,09	0,20	0,22	0,0	145	50	**Spinat**
45	45	115	45	40	2,9	0,4	0	3300	1,0	0,06	0,16	0,16	0,0	100	30	gekocht
75	400	•	1	40	•	•	0	•	•	•	•	•	0,0	•	29	Saft
10	230	48	10	30	0,5	0,1	0	100	0,1	0,05	0,06	0,20	0,0	27	33	**Steckrübe**
100	400	100	10	•	1,5	•	0	2400	1,5	•	•	•	0,0	30	130	**Stielmus**
4	360	22	18	40	0,7	0,4	0	3930	4,5	0,06	0,05	0,03	0,0	12	30	**Süßkartoffel** (Batate)
15	560	45	50	110	1,5	0,3	0	10	0,1	0,07	0,05	0,10	0,0	22	13	**Taro**
3	240	9	10	20	0,5	0,2	0	590	0,8	0,06	0,04	0,10	0,0	22	20	**Tomate**
9	185	27	13	11	0,3	0,2	0	490	0,6	0,06	0,03	0,05	0,0	18	16	Konserve

Der essbare Anteil von 100 g verzehrsfertiger Lebensmittel enthält:

	Portionsgröße	Energie			Eiweiß (Protein)	Fett					Kohlenhydrate				Wasser
				Dichte		ges.	GFS	EUFS	MUFS	Chol.	ges.	Monos./Dis.	Polys.	Ball.	
	g	kcal	kJ	kcal/g	g	g	g	g	g	mg	g	g	g	g	g
Tomate, Tomatenmark	25	36	150	0,4	2	+	+	0,2	0,1	0	6	5	+	2,0	86
Saft	200	17	71	0,2	1	+	0,0	0,0	0,0	0	3	3	0	0,6	94
Weiße Rübe	200	24	100	0,2	1	+	0,0	0,0	0,1	0	5	4	1	3,5	90
Weißkohl	200	25	104	0,3	1	+	+	+	0,1	0	4	4	+	2,9	90
Wirsing	200	25	104	0,3	3	+	0,1	0,1	0,2	0	2	2	0	2,5	90
gekocht	200	25	104	0,3	2	+	0,1	0,1	0,2	0	3	3	0	2,5	92
Zucchini	200	18	76	0,2	2	+	0,1	0,0	0,2	0	2	2	0	1,1	92
Zuckererbsenschoten	100	63	263	0,6	3	+	0,0	0,1	0,1	0	12	5	7	2,5	81
Zuckermais	200	87	363	0,9	3	1	0,2	0,2	0,5	0	16	3	12	3,7	75
gegart	200	54	226	0,5	3	1	0,1	0,2	0,5	0	8	2	6	3,5	83
Konserve	150	69	288	0,7	2	1	0,2	0,2	0,5	0	12	1	10	2,0	82
Zwiebel	50	28	117	0,3	1	+	0,1	0,0	0,1	0	5	4	+	1,8	88
getrocknet	5	197	823	2,0	10	1	0,3	0,1	0,3	0	35	30	1	36,0	11
Silberzwiebeln, eingelegt	50	62	259	0,6	1	+	+	0,0	+	0	13	12	+	1,8	84
Kartoffeln und Kartoffelprodukte															
Kartoffeln, roh	200	70	292	0,7	2	+	0,0	+	0,1	0	15	1	14	2,1	78
Pellkartoffeln, gegart	200	70	292	0,7	2	+	0,0	+	0,1	0	15	1	14	2,1	78
Salzkartoffeln, gegart	200	70	292	0,7	2	+	0,0	+	0,0	0	15	1	14	1,2	79
Bratkartoffeln, zubereitet	200	159	665	1,6	2	8	1,5	3,0	3,0	1	19	1	18	2,2	66
Gnocchi, zubereitet	200	127	530	1,3	5	2	1,0	0,8	0,4	70	21	+	20	2,0	69
Kartoffelpüree, zubereitet	200	66	275	0,7	2	1	0,8	0,1	+	6	12	+	11	1,4	83
Kartoffelpuffer, zubereitet	150	309	1291	3,1	5	21	12,0	1,0	6,0	45	25	+	25	2,5	44
Kartoffelstärke, Mehl	20 (1 EL)	336	1404	3,4	1	+	0,0	0,0	0,1	0	83	0	83	0,1	15
Kartoffelwedges, frittiert	150	294	1228	2,9	4	15	3,0	9,0	2,0	0	34	1	33	3,0	43
Klöße (aus gekochten Kartoffeln)	200	100	418	1,0	4	1	0,5	0,1	0,3	48	19	+	18	1,2	74
Klöße (halb und halb)	200	99	413	1,0	2	1	0,4	+	0,2	0	21	+	21	1,1	74
Kroketten, zubereitet	150	265	1105	2,7	2	18	12,0	4,0	3,0	56	23	1	23	1,3	53

Mineralstoffe							Vitamine									
Na mg	K mg	Ca mg	Mg mg	P mg	Fe mg	Zn mg	Ret. µg	Caro. µg	E mg	B_1 mg	B_2 mg	B_6 mg	B_{12} µg	Fol. µg	C mg	
590	1160	60	32	34	1,0	0,9	0	1200	5,4	0,10	0,06	0,18	0,0	35	9	**Tomate,** Tomatenmark
5	240	15	10	16	0,6	0,1	0	540	1,0	0,06	0,03	0,11	0,0	13	15	Saft
60	270	45	14	37	0,4	0,2	0	70	0,1	0,04	0,05	0,08	0,0	20	20	**Weiße Rübe**
12	270	45	13	35	0,5	0,2	0	72	1,7	0,05	0,04	0,19	0,0	30	50	**Weißkohl**
9	235	65	12	56	0,5	0,2	0	45	2,5	0,06	0,06	0,16	0,0	90	50	**Wirsing**
6	210	45	9	40	0,5	0,2	0	40	2,5	0,04	0,05	0,14	0,0	70	35	gekocht
3	175	25	20	30	1,0	0,2	0	180	0,5	0,21	0,07	0,12	0,0	11	17	**Zucchini**
4	200	62	24	53	1,1	0,9	0	400	0,3	0,30	0,16	0,16	0,0	160	25	**Zuckererbsenschoten**
1	290	2	27	83	0,4	0,6	0	30	0,1	0,15	0,12	0,22	0,0	43	12	**Zuckermais**
1	180	2	25	80	0,4	0,6	0	20	0,1	0,11	0,10	0,20	0,0	35	7	gegart
400	208	8	34	84	0,5	0,5	0	40	0,1	0,07	0,06	0,10	0,0	17	4	Konserve
3	160	20	10	30	0,2	0,2	0	7	0,1	0,03	0,02	0,15	0,0	10	7	**Zwiebel**
105	1040	160	100	240	3,3	2,0	0	260	0,5	0,26	0,18	0,50	0,0	110	42	getrocknet
220	150	40	10	20	0,2	0,2	0	•	0,1	0,02	0,01	0,10	0,0	2	4	Silberzwiebeln, eingelegt
																Kartoffeln und Kartoffelprodukte
3	415	6	20	50	0,4	0,3	0	5	0,1	0,11	0,05	0,31	0,0	20	17	**Kartoffeln**, roh
210	410	10	23	50	0,9	0,4	0	5	0,1	0,10	0,05	0,19	0,0	10	14	**Pellkartoffeln**, gegart
120	280	5	14	31	0,4	0,3	0	5	0,1	0,07	0,03	0,14	0,0	11	12	**Salzkartoffeln**, gegart
250	420	12	20	66	1,1	0,3	0	10	0,9	0,09	0,09	0,08	0,0	5	12	**Bratkartoffeln**, zubereitet
75	250	16	17	•	0,8	0,3	•	•	0,4	•	•	•	0,1	20	8	**Gnocchi**, zubereitet
1000	220	39	25	81	0,5	0,4	13	40	0,2	0,04	0,37	0,03	0,1	2	4	**Kartoffelpüree**, zubereitet
1000	500	20	31	97	1,4	0,4	23	10	4,5	0,10	0,33	0,09	0,1	6	13	**Kartoffelpuffer**, zubereitet
8	15	35	6	7	1,8	0,2	0	0	0,0	0,01	0,00	0,01	0,0	0	0	**Kartoffelstärke**, Mehl
800	500	12	25	60	0,9	0,3	0	5	0,2	0,09	0,05	0,20	0,0	10	12	**Kartoffelwedges**, frittiert
1200	350	14	21	57	1,0	0,4	22	10	0,3	0,09	0,08	0,13	0,1	7	9	**Klöße** (aus gekochten Kartoffeln)
1200	165	26	9	93	1,1	0,4	0	5	0,2	0,03	0,74	0,02	0,0	7	10	**Klöße** (halb und halb)
1250	420	12	21	80	1,1	0,5	20	10	1,2	0,07	0,11	0,06	0,2	2	8	**Kroketten**, zubereitet

Der essbare Anteil von 100 g verzehrsfertiger Lebensmittel enthält:

	Portionsgröße	Energie		Dichte	Eiweiß (Protein)	Fett					Kohlenhydrate				Wasser
						ges.	GFS	EUFS	MUFS	Chol.	ges.	Monos./Dis.	Polys.	Ball.	
	g	kcal	kJ	kcal/g	g	g	g	g	g	mg	g	g	g	g	g
Pommes frites, frittiert	150	273	1141	2,7	4	14	5,8	5,0	2,1	0	32	1	32	3,5	43
Backofenpommes, zubereitet	150	254	1061	2,5	4	10	5,0	4,0	1,0	0	38	1	36	2,5	44
Rösti, zubereitet	200	181	758	1,8	2	9	5,0	1,5	2,0	10	23	1	22	2,9	61
Schupfnudeln, zubereitet	150	150	627	1,5	6	2	1,0	1,0	+	55	27	+	26	2,0	62
Hülsenfrüchte															
Bohnen, weiß	60	260	1086	2,6	21	2	0,2	0,1	0,9	0	40	2	34	17,0	11
Konserve	150	105	438	1,1	9	1	0,1	+	0,3	0	16	1	14	6,8	66
Erbsen	60	272	1136	2,7	23	1	0,2	0,1	0,7	0	41	3	35	16,6	11
Goabohnen	60	400	1672	4,0	33	16	2,7	5,8	3,7	0	31	7	20	5,5	10
Kichererbsen	60	275	1149	2,8	20	3	0,3	0,7	1,7	0	41	2	39	21,4	11
Kidneybohnen	60	277	1157	2,8	22	1	0,2	0,1	0,8	0	44	2	38	15,7	11
Konserve	150	104	434	1,0	7	1	0,1	+	0,3	0	18	4	13	6,2	68
Limabohnen	60	275	1150	2,8	21	1	0,4	0,1	0,8	0	45	2	43	16,0	11
Linsen	60	278	1162	2,8	24	2	0,2	0,4	0,9	0	41	1	51	17,0	11
Konserve	150	104	434	1,0	8	1	0,1	0,2	0,4	0	18	1	16	3,5	70
Mungobohnen	60	269	1124	2,7	23	1	0,2	0,2	0,5	0	42	1	40	15,0	10
Sojabohnen	60	323	1350	3,2	34	18	3,0	4,0	10,8	0	6	6	+	22,0	8
Mehl, Vollfett	50	347	1449	3,5	37	21	2,7	3,4	12,1	0	3	3	0	18,5	9
Milch	200	38	159	0,4	4	2	0,2	0,4	1,1	0	1	1	0	1,0	91
Tofu	100	83	346	0,8	8	5	0,8	1,0	2,5	0	2	+	0	0,3	84
Sprossen															
Alfalfasprossen	50	24	100	0,2	4	1	0,1	0,1	0,3	0	+	+	0	1,7	92
Bambussprossen	50	17	72	0,2	2	+	0,1	+	0,2	0	1	1	0	1,7	91
Konserve	50	11	45	0,1	2	+	0,0	+	0,1	0	1	1	0	1,0	95
Bohnensprossen	50	34	142	0,3	5	1	0,2	+	0,5	0	2	2	0	3,0	88
Linsensprossen	50	28	117	0,3	5	+	+	+	+	0	2	1	1	2,0	90

Mineralstoffe							Vitamine									
Na mg	K mg	Ca mg	Mg mg	P mg	Fe mg	Zn mg	Ret. µg	Caro. µg	E mg	B_1 mg	B_2 mg	B_6 mg	B_{12} µg	Fol. µg	C mg	
500	925	20	30	105	1,7	0,4	0	20	4,0	0,14	0,09	0,25	0,0	12	28	**Pommes frites**, frittiert
130	1060	24	34	115	1,8	0,4	0	20	3,0	0,14	0,18	0,10	0,0	13	25	Backofenpommes, zubereitet
640	400	13	31	44	1,0	0,4	0	10	3,0	0,05	0,89	0,03	0,0	4	4	**Rösti**, zubereitet
150	250	16	17	75	0,8	0,6	+	5	0,4	0,07	0,06	0,19	0,3	20	8	**Schupfnudeln**, zubereitet
																Hülsenfrüchte
4	1340	113	140	425	6,2	2,6	0	400	0,2	0,50	0,18	0,41	0,0	200	3	**Bohnen**, weiß
250	536	45	56	170	2,5	1,1	0	160	0,1	0,20	0,07	0,16	0,0	70	1	Konserve
25	990	50	120	375	5,0	3,3	0	80	1,5	0,80	0,27	0,12	0,0	150	2	**Erbsen**
50	1000	530	170	40	14,5	4,6	0	100	1,0	0,50	0,20	0,40	0,0	200	2	**Goabohnen**
25	800	125	125	330	6,0	2,4	0	180	2,8	0,50	0,13	0,55	0,0	340	5	**Kichererbsen**
18	1370	100	150	410	6,4	3,0	0	11	0,5	0,65	0,19	0,40	0,0	130	4	**Kidneybohnen**
390	280	70	30	130	2,0	0,7	0	4	0,2	0,21	0,06	0,11	0,0	8	1	Konserve
13	1750	90	210	350	6,3	3,0	0	20	1,1	0,50	0,19	0,47	0,0	360	1	**Limabohne**
6	840	70	130	410	8,0	3,4	0	100	1,3	0,48	0,26	0,55	0,0	170	5	**Linsen**
250	250	20	40	130	2,4	1,2	0	20	0,5	0,11	0,04	0,11	0,0	30	1	Konserve
40	170	123	245	365	9,8	5,5	0	36	1,9	0,49	0,23	0,36	0,0	140	3	**Mungobohne**
5	1800	200	220	550	6,6	4,2	0	380	1,5	0,97	0,49	1,00	0,0	250	1	**Sojabohnen**
4	1870	195	250	550	12,0	4,9	0	84	1,5	0,77	0,28	0,51	0,0	190	0	Mehl, Vollfett
49	123	120	16	•	0,4	0,2	0	0	0,5	0,06	0,21	0,23	0,0	10	0	Milch
4	95	90	100	100	3,7	0,9	0	2	1,0	0,08	0,05	0,05	0,0	15	+	Tofu
																Sprossen
6	80	32	27	70	1,0	0,9	0	96	0,1	0,04	0,06	0,03	0,0	36	2	**Alfalfasprossen**
6	470	15	3	53	0,7	0,9	0	14	0,3	0,13	0,08	0,10	0,0	36	7	**Bambussprossen**
250	330	13	4	57	0,4	0,2	0	9	0,2	0,10	0,05	0,07	0,0	24	3	Konserve
5	75	20	18	48	1,7	0,3	0	40	0,1	0,11	0,04	0,10	0,0	60	7	**Bohnensprossen**
•	110	6	15	85	1,0	0,9	0	•	•	0,10	0,12	0,15	0,0	85	35	**Linsensprossen**

Der essbare Anteil von 100 g verzehrsfertiger Lebensmittel enthält:

	Portionsgröße	Energie			Eiweiß (Protein)	Fett					Kohlenhydrate				Wasser
		kcal	kJ	Dichte		ges.	GFS	EUFS	MUFS	Chol.	ges.	Monos./Dis.	Polys.	Ball.	
	g			kcal/g	g	g	g	g	g	mg	g	g	g	g	g
Sojasprossen	50	50	209	0,5	6	1	0,2	0,1	0,7	0	5	3	+	2,6	85
Konserve	50	27	114	0,3	3	1	0,1	+	0,5	0	2	2	0	1,6	92
Pilze															
Austernpilz	150	11	45	0,1	2	+	0,0	+	0,1	0	0	0	0	5,9	90
Birkenpilz	150	18	75	0,2	3	1	0,1	0,1	0,2	0	0	0	0	6,5	88
Butterpilz	150	11	46	0,1	2	+	0,1	+	0,2	0	+	+	0	5,9	91
Champignon	150	16	67	0,2	3	+	0,1	+	0,1	0	1	1	0	2,0	91
Konserve	150	14	59	0,1	3	1	0,1	+	0,2	0	+	+	0	2,0	94
Morchel	100	10	40	0,1	2	+	0,0	+	0,1	0	0	0	0	7,0	90
Pfifferling	100	11	47	0,1	2	1	0,1	+	0,3	0	+	+	0	4,6	92
getrocknet	25	93	388	0,9	16	2	0,6	0,1	1,4	0	2	+	0	60,5	10
Rotkappe	150	13	54	0,1	2	1	0,2	+	0,2	0	0	0	0	4,7	92
Steinpilz	150	20	85	0,2	4	+	0,1	+	0,2	0	1	+	0	6,0	89
getrocknet	25	124	518	1,2	20	3	1,0	+	2,0	0	4	4	0	55,3	12
Trüffel	25	27	112	0,3	8	+	+	+	+	0	0	0	0	16,0	75
Kräuter															
Bärlauch	25	12	50	0,1	+	+	0,0	0,0	+	0	3	2	+	2,2	91
Basilikum	5	46	194	0,5	2	1	0,1	0,1	0,4	0	8	1	+	3,1	85
Bohnenkraut	5	50	209	0,5	1	1	0,2	0,1	0,5	0	9	8	+	2,7	85
Borretsch	5	22	92	0,2	2	1	0,1	+	0,4	0	2	2	+	0,9	93
Brunnenkresse	25	18	75	0,2	2	+	0,1	0,1	0,2	0	2	2	0	1,5	93
Dill	5	54	225	0,5	4	1	0,2	0,1	0,5	0	8	2	+	2,2	84
Estragon	5	49	206	0,5	3	1	0,2	0,1	0,6	0	6	6	+	1,3	85
Ingwer	5	61	255	0,6	3	1	0,1	0,3	0,2	0	11	•	•	•	81
Kresse	25	33	139	0,3	4	1	0,2	0,1	0,4	0	2	1	+	3,5	87
Meerrettich	5	63	263	0,6	3	+	0,0	+	0,2	0	12	6	3	8,0	75
Oregano	5	55	229	0,6	2	2	0,4	0,2	0,9	0	8	2	+	2,5	85

Mineralstoffe							Vitamine									
Na mg	K mg	Ca mg	Mg mg	P mg	Fe mg	Zn mg	Ret. µg	Caro. µg	E mg	B_1 mg	B_2 mg	B_6 mg	B_{12} µg	Fol. µg	C mg	
30	235	30	20	75	0,9	1,0	0	25	•	0,16	0,16	0,16	0,0	160	20	**Sojasprossen**
255	165	32	18	66	0,6	0,7	0	15	0,0	0,06	0,05	0,05	0,0	60	4	Konserve
																Pilze
6	255	12	13	67	1,2	0,7	0	5	0,1	0,19	0,29	0,09	0,0	10	1	**Austernpilz**
2	360	2	10	83	1,6	0,4	0	•	0,1	0,10	0,44	0,07	0,0	10	7	**Birkenpilz**
8	190	25	6	80	1,3	0,5	0	•	0,1	0,10	0,40	0,05	0,0	10	8	**Butterpilz**
8	420	11	13	125	1,2	0,5	0	10	0,1	0,10	0,44	0,07	0,0	25	5	**Champignon**
320	120	19	15	69	0,8	0,5	0	0	0,1	0,02	0,19	0,06	0,0	12	2	Konserve
2	390	11	16	162	1,2	0,5	0	N???	0,2	0,13	0,06	0,05	0,0	10	5	**Morchel**
3	365	4	14	55	6,5	0,6	0	1300	0,0	0,02	0,23	0,04	0,0	21	6	**Pfifferling**
32	5370	85	100	580	17,2	10,0	0	8000	0,6	0,20	2,20	0,40	0,0	170	2	getrocknet
1	315	30	9	100	5,0	0,5	0	•	•	•	•	•	•	•	•	**Rotkappe**
6	340	4	12	85	1,0	0,7	0	6	0,2	0,03	0,37	0,03	0,0	20	3	**Steinpilz**
14	2000	34	138	642	8,4	8,0	0	28	0,2	0,37	3,10	0,30	0,0	120	12	getrocknet
80	525	25	25	60	3,5	0,6	0	•	•	•	•	•	•	•	•	**Trüffel**
																Kräuter
•	330	75	20	50	2,9	0,3	0	•	•	•	•	•	0,0	•	150	**Bärlauch**
6	600	370	75	85	7,3	0,7	0	3950	+	0,03	0,06	0,00	0,0	20	11	**Basilikum**
4	180	370	65	24	6,6	0,8	0	540	+	0,06	0,01	0,02	0,0	10	10	**Bohnenkraut**
80	450	90	50	50	3,3	1,0	0	2500	1,0	0,06	0,15	0,18	0,0	50	35	**Borretsch**
10	275	180	35	65	3,0	0,7	0	4900	1,5	0,09	0,17	0,23	0,0	24	95	**Brunnenkresse**
27	650	230	28	85	5,5	1,8	0	6100	1,7	0,19	0,43	0,30	0,0	42	50	**Dill**
9	450	170	50	46	5,6	0,6	0	375	0,1	0,15	0,20	0,02	0,0	12	10	**Estragon**
13	415	16	43	34	0,6	0,3	0	0	0,3	0,02	0,03	0,16	0,0	11	5	**Ingwer**
5	550	215	40	38	2,9	0,7	0	2190	0,7	0,15	0,20	0,30	0,0	21	59	**Kresse**
9	554	105	33	65	1,4	1,4	0	20	0,1	0,14	0,11	0,18	0,0	24	114	**Meerrettich**
3	280	265	45	34	7,4	0,9	0	690	0,1	0,06	0,01	0,02	0,0	10	10	**Oregano**

Der essbare Anteil von 100 g verzehrsfertiger Lebensmittel enthält:

	Portionsgröße	Energie			Eiweiß (Protein)	Fett					Kohlenhydrate				Wasser
				Dichte		ges.	GFS	EUFS	MUFS	Chol.	ges.	Monos./Dis.	Polys.	Ball.	
	g	kcal	kJ	kcal/g	g	g	g	g	g	mg	g	g	g	g	g
Petersilie	5	50	209	0,5	4	+	0,1	0,0	0,3	0	7	1	1	4,3	81
Rosmarin	5	99	414	1,0	1	4	0,8	0,2	2,5	0	13	13	+	3,0	73
Salbei	5	119	497	1,2	4	5	0,8	0,2	2,5	0	16	15	+	3,1	66
Schnittlauch	5	27	114	0,3	4	1	0,1	+	0,4	0	2	2	0	6,3	83
Thymian	5	95	397	1,0	3	3	0,5	0,2	1,6	0	15	15	+	3,3	69
Zitronenmelisse	5	37	154	0,4	4	1	0,1	+	0,4	0	4	4	+	3,0	86

OBST, NÜSSE, SAMEN

Obst und Obstprodukte

	Portionsgröße	kcal	kJ	Dichte	Eiweiß	Fett ges.	GFS	EUFS	MUFS	Chol.	KH ges.	Monos./Dis.	Polys.	Ball.	Wasser
Acerola	125	16	69	0,2	+	+	0,0	0,1	0,0	0	3	3	0	1,6	89
Fruchtnektar	100	44	184	0,4	+	+	+	+	+	0	11	11	0	•	88
Ananas, roh	125	55	229	0,6	+	+	0,0	0,1	+	0	12	12	0	1,0	85
Konserve	125	84	351	0,8	+	+	0,0	0,1	+	0	20	20	0	0,9	76
Saft	100	51	213	0,5	+	+	0,0	+	+	0	12	12	0	0,1	86
Apfel	125	54	225	0,5	+	1	0,1	0,2	+	0	11	10	1	2,0	85
getrocknet	25	254	1062	2,5	1	2	0,3	0,3	0,6	0	57	53	3	10	26
Saft	200	48	202	0,5	+	0	0,0	0,0	0,0	0	11	10	0	0,1	87
Apfelmus, ungezuckert	125	41	171	0,4	+	+	0,1	0,2	+	0	9	9	+	2,1	87
gezuckert	125	78	326	0,8	+	+	0,0	0,1	+	0	19	19	+	1,5	78
Aprikose	50	43	179	0,4	1	+	0,0	0,0	0,0	0	8	8	+	1,5	85
Konserve	125	62	259	0,6	+	+	0,0	0,0	0,0	0	15	15	0	1,2	80
getrocknet	25	239	999	2,4	5	1	+	0,3	0,1	0	48	47	+	8,6	17
Nektar	125	59	247	0,6	+	+	0,0	+	0,0	0	14	14	0	0,2	84
Avocado	200	221	923	2,2	2	23,5	2,1	15,1	1,8	0	+	+	0	6,3	66
Backobst	252	246	1028	2,5	3	1	0,3	0,2	0,5	0	57	55	0	9,0	22
Banane	125	88	367	0,9	1	+	0,1	+	0,1	0	20	17	3	1,8	73
getrocknet	25	362	1513	3,6	4	2	0,7	0,2	0,3	0	82	72	10	7,0	3

Mineralstoffe							Vitamine									
Na mg	K mg	Ca mg	Mg mg	P mg	Fe mg	Zn mg	Ret. µg	Caro. µg	E mg	B_1 mg	B_2 mg	B_6 mg	B_{12} µg	Fol. µg	C mg	
35	800	180	45	90	3,6	0,7	0	5200	3,7	0,14	0,30	0,20	0,0	150	160	**Petersilie**
8	150	210	35	12	4,8	0,5	0	310	0,1	0,03	0,15	0,34	0,0	109	22	**Rosmarin**
2	175	265	70	15	4,5	0,8	0	570	0,1	0,11	0,06	•	0,0	•	2	**Salbei**
3	435	130	44	75	1,6	0,5	0	300	1,6	0,14	0,15	0,42	0,0	20	47	**Schnittlauch**
18	270	630	73	67	5,0	2,1	0	760	1,0	0,16	0,07	0,35	0,0	45	2	**Thymian**
20	400	150	30	50	2,0	1,2	0	3500	1,0	0,08	0,15	0,05	0,0	30	45	**Zitronenmelisse**

OBST, NÜSSE, SAMEN

Obst und Obstprodukte

Na mg	K mg	Ca mg	Mg mg	P mg	Fe mg	Zn mg	Ret. µg	Caro. µg	E mg	B_1 mg	B_2 mg	B_6 mg	B_{12} µg	Fol. µg	C mg	
3	83	12	12	17	0,2	0,4	0	170	0,3	0,02	0,07	0,01	0,0	4	1700	**Acerola**
3	95	10	12	9	0,5	0,9	0	300	•	0,02	0,06	0,01	0,0	4	1600	Fruchtnektar
2	180	16	17	9	0,4	0,2	0	60	0,1	0,08	0,03	0,08	0,0	4	19	**Ananas**
1	125	16	17	7	0,2	0,1	0	18	0,1	0,07	0,02	0,07	0,0	2	7	Konserve
1	140	12	12	10	0,3	0,1	0	20	+	0,05	0,02	0,10	0,0	2	8	Saft
1	120	5	5	12	0,2	0,1	0	29	0,5	0,04	0,03	0,10	0,0	8	12	**Apfel**
10	620	30	16	50	1,2	0,2	0	•	1,0	0,10	0,10	0,12	0,0	•	12	getrocknet
2	115	7	4	7	0,3	0,1	0	45	0,1	0,02	0,02	0,09	0,0	3	1	Saft
3	115	4	10	7	0,3	0,1	0	10	0,4	0,01	0,02	0,03	0,0	4	2	**Apfelmus**, ungezuckert
3	110	4	10	7	0,3	0,1	0	10	0,2	0,01	0,02	0,03	0,0	4	2	gezuckert
2	280	16	9	21	0,7	0,1	0	1570	0,5	0,04	0,05	0,07	0,0	4	9	**Aprikose**
10	170	11	10	15	0,7	0,1	0	780	0,3	0,02	0,02	0,05	0,0	2	4	Konserve
11	1370	80	50	115	4,4	0,4	0	3500	0,3	0,01	0,11	0,17	0,0	5	11	getrocknet
5	115	7	5	9	0,4	0,1	0	790	0,1	+	0,01	0,02	0,0	2	1	Nektar
3	490	10	30	40	0,5	0,6	0	42	1,3	0,08	0,15	0,53	0,0	30	13	**Avocado**
10	900	50	40	75	2,5	0,6	0	1500	1,0	0,10	0,11	0,15	0,0	5	10	**Backobst**
1	370	7	30	22	0,4	0,2	0	29	0,3	0,04	0,06	0,36	0,0	14	11	**Banane**
5	1490	20	110	75	1,2	0,6	0	84	1,0	0,18	0,24	0,60	0,0	5	7	getrocknet

Der essbare Anteil von 100 g verzehrsfertiger Lebensmittel enthält:

	Portionsgröße	Energie			Eiweiß (Protein)	Fett					Kohlenhydrate				Wasser
	g	kcal	kJ	Dichte kcal/g	g	ges. g	GFS g	EUFS g	MUFS g	Chol. mg	ges. g	Monos./Dis. g	Polys. g	Ball. g	g
Baumstachelbeere (Karambole)	100	24	100	0,2	1	1	0,0	0,1	0,2	0	4	4	0	0,9	91
Birne	125	55	229	0,6	1	+	0,0	+	0,1	0	12	10	0	3,3	82
Konserve, in Sirup	125	76	317	0,8	+	+	0,0	+	0,1	0	19	19	0	1,5	80
getrocknet	25	289	1208	2,9	2	1	+	0,1	0,1	0	69	69	0	6,0	18
Nektar	125	62	259	0,6	+	0	0,0	0,0	0,0	0	16	16	0	0,3	84
Brombeere	125	44	183	0,4	1	1	0,1	0,1	0,7	0	6	6	0	3,2	84
Cherimoya	125	62	259	0,6	2	+	+	+	+	0	13	13	0	2,2	74
Clementine	40	39	163	0,4	1	+	0,0	0,0	0,0	0	9	9	0	1,5	87
Cranberry (Moosbeere)	100	46	194	0,5	+	+	+	+	+	0	12	12	0	4,6	87
getrocknet, gesüßt	25	308	1287	3,1	+	1	0,1	0,2	0,7	0	82	81	0	5,7	16
Saft	125	46	194	0,5	+	+	0,0	0,0	+	0	12	12	0	0,1	87
Dattel mit Stein	15	114	476	1,1	1	+	0,0	0,0	0,0	0	27	27	0	3,1	52
getrocknet	8	276	1153	2,8	2	+	0,1	0,1	0,2	0	65	64	0	8,7	20
Erdbeere	125	32	133	0,3	1	+	0,0	0,1	0,2	0	6	5	0	1,6	89
Konserve	125	68	284	0,7	1	+	0,0	+	0,1	0	16	16	0	1,0	81
tiefgekühlt	125	35	146	0,4	1	+	0,0	0,1	0,2	0	6	5	0	1,6	89
Feige	50	61	254	0,6	1	+	0,1	0,1	0,2	0	13	13	0	2,0	80
getrocknet	30	250	1045	2,5	4	1	0,3	0,3	0,8	0	55	55	0	12,9	24
Ganzfruchtgetränk (z. B. Smoothie)	250	60	250	0,6	1	+	+	+	+	0	14	14	0	1,0	83
Granatapfel	125	74	309	0,7	1	1	0,1	0,2	0,2	0	16	16	0	2,2	79
Grapefruit	200	38	158	0,4	1	+	0,0	+	0,0	0	7	7	0	1,6	89
Saft	200	47	196	0,5	1	+	0,0	+	0,0	0	10	10	0	0,1	88
Guave	125	34	144	0,3	1	1	0,2	+	0,2	0	6	6	0	5,2	83
Heidelbeere (Blaubeere)	125	36	150	0,4	1	1	0,0	0,1	0,3	0	6	6	0	4,9	84
Konserve	125	75	314	0,8	1	1	0,0	0,1	0,2	0	16	16	0	3,0	78

Mineralstoffe							Vitamine									
Na mg	K mg	Ca mg	Mg mg	P mg	Fe mg	Zn mg	Ret. µg	Caro. µg	E mg	B_1 mg	B_2 mg	B_6 mg	B_{12} µg	Fol. µg	C mg	
2	185	6	9	16	0,9	0,1	0	38	•	0,05	0,03	•	0,0	•	34	**Baumstachelbeere** (Karambole)
2	115	10	7	10	0,2	0,1	0	16	0,4	0,03	0,04	0,02	0,0	14	5	**Birne**
6	66	7	4	8	0,4	0,1	0	10	0,2	0,01	0,02	0,01	0,0	6	2	Konserve, in Sirup
10	530	34	33	60	2,1	0,4	0	10	•	•	0,14	•	0,0	•	7	getrocknet
1	13	5	3	3	0,2	0,1	0	6	+	+	0,01	•	0,0	•	1	Nektar
3	190	44	30	30	0,9	0,2	0	270	0,7	0,03	0,04	0,05	0,0	34	17	**Brombeere**
8	250	13	•	32	0,4	0,1	0	6	0,1	0,09	0,11	•	0,0	•	15	**Cherimoya**
4	130	30	10	18	0,2	0,1	0	73	0,3	0,09	0,04	0,05	0,0	10	54	**Clementine**
2	85	8	6	13	0,3	0,1	0	36	1,2	0,01	0,02	0,06	0,0	1	13	**Cranberry** (Moosbeere)
3	40	10	5	8	0,5	0,1	0	•	1,0	+	0,01	0,04	0,0	0	1	getrocknet, gesüßt
2	77	8	6	13	0,3	0,1	0	27	1,2	+	0,02	0,05	0,0	1	9	Saft
6	350	21	21	24	0,3	0,3	0	75	0,1	0,05	0,06	0,10	0,0	21	12	**Dattel** mit Stein
35	650	63	50	57	1,9	0,3	0	150	0,2	0,04	0,07	0,13	0,0	21	3	getrocknet
3	160	20	15	25	0,6	0,3	0	16	0,1	0,03	0,05	0,06	0,0	43	57	**Erdbeere**
8	96	7	22	25	1,9	0,2	0	7	0,1	0,01	0,03	0,03	0,0	12	30	Konserve
2	145	16	11	13	0,8	0,1	0	10	0,1	0,02	0,04	0,03	0,0	60	40	tiefgekühlt
2	250	54	20	32	0,6	0,3	0	48	0,5	0,05	0,05	0,11	0,0	7	3	**Feige**
40	850	190	70	108	3,3	0,5	0	51	2,0	0,12	0,09	0,12	0,0	14	3	getrocknet
3	•	•	•	•	•	•	0	•	•	•	•	•	0,0	•	•	**Ganzfruchtgetränk** (z. B. Smoothie)
3	220	8	3	17	0,5	0,3	0	40	0,2	0,05	0,02	0,10	0,0	5	7	**Granatapfel**
1	140	26	10	16	0,2	0,1	0	8	0,3	0,05	0,02	0,03	0,0	11	41	**Grapefruit**
1	150	10	8	13	0,6	0,1	0	6	0,1	0,03	0,02	0,01	0,0	2	36	Saft
4	290	17	13	31	0,8	0,9	0	693	0,4	0,03	0,04	0,14	0,0	25	270	**Guave**
1	80	10	2	13	0,7	0,1	0	34	2,1	0,02	0,02	0,06	0,0	11	22	**Heidelbeere** (Blaubeere)
4	60	12	3	16	2,6	0,2	0	24	1,2	0,01	0,02	0,02	0,0	1	12	Konserve

Der essbare Anteil von 100 g verzehrsfertiger Lebensmittel enthält:

	Portions-größe	Energie			Eiweiß (Protein)	Fett					Kohlenhydrate				Wasser
	g	kcal	kJ	Dichte kcal/g	g	ges. g	GFS g	EUFS g	MUFS g	Chol. mg	ges. g	Monos./Dis. g	Polys. g	Ball. g	g
Himbeere	125	34	143	0,3	1	+	0,0	+	0,2	0	5	5	0	4,7	84
Holunderbeersaft	125	38	159	0,4	2	0	0,0	0,0	0,0	0	8	8	0	0,5	86
Honigmelone	150	54	225	0,5	1	+	0,0	+	0,0	0	12	12	0	0,7	85
Jackfrucht	125	70	292	0,7	1	+	0	+	0,1	0	15	14	1	4,0	74
Johannisbeere, rot	125	33	139	0,3	1	+	0,0	+	0,1	0	5	5	0	3,5	84
schwarz	125	39	163	0,4	1	+	0,0	+	0,1	0	6	6	0	6,8	81
Nektar	200	55	229	0,6	+	+	0,0	0,0	0,0	0	12	12	0	0,2	85
Kaki	150	70	292	0,7	1	+	0,1	0,1	0,1	0	16	16	0	2,5	79
Kaktusfeige (Opuntie)	100	36	150	0,4	1	+	0,1	0,1	0,1	0	7	7	0	5,0	86
Kapstachelbeere (Physalis)	150	72	300	0,7	2	1	0,2	0,2	0,4	0	13	13	0	2,0	80
Kirsche, sauer	125	53	221	0,5	1	1	0,1	0,1	0,1	0	10	10	0	1,0	84
Konserve	125	83	346	0,8	1	+	0,0	+	0,1	0	20	18	0	0,6	78
Süßkirsche	125	62	259	0,6	1	+	0,1	+	0,1	0	13	13	0	1,3	82
Süßkirsche, Konserve	125	56	234	0,6	1	+	0,0	+	0,1	0	13	13	0	1,0	81
Saft	200	41	171	0,4	+	0	0,0	0,0	0,0	0	10	9	0	0,2	89
Kiwi	80	51	215	0,5	1	1	0,1	0,1	0,2	0	9	9	0	2,1	83
Konserve	25	85	355	0,9	1	+	0,1	+	0,1	0	20	19	0	3,0	75
Kumquat	80	64	268	0,6	1	+	+	0,1	0,1	0	15	15	0	3,7	81
Limette	75	31	130	0,3	1	2	0,3	+	1,2	0	2	2	0	0,5	90
Litschi	10	74	309	0,7	1	+	0,0	+	0,1	0	17	17	0	1,6	79
Loganbeere	50	61	255	0,6	2	+	0,0	+	+	0	13	12	0	1,0	84
Mandarine	50	46	192	0,5	1	+	0,1	+	0,1	0	10	10	0	1,7	86
Konserve	125	60	250	0,6	1	+	0,0	+	0,0	0	14	13	0	0,3	84
Mango	200	57	238	0,6	1	+	0,1	0,1	0,1	0	12	12	0	1,7	82
Mirabelle	125	63	263	0,6	1	+	0,0	+	0,1	0	14	14	0	2,4	81
Multi-Vitamin-Nektar	200	53	221	0,5	1	+	0,0	0,0	0,0	0	12	10	0	0,2	87
Diätnektar mit Süßstoff	200	24	100	0,2	+	+	0,0	0,0	0,0	0	6	5	0	0,2	93

Der essbare Anteil von 100 g verzehrsfertiger Lebensmittel enthält:

Mineralstoffe							Vitamine									
Na mg	K mg	Ca mg	Mg mg	P mg	Fe mg	Zn mg	Ret. µg	Caro. µg	E mg	B_1 mg	B_2 mg	B_6 mg	B_{12} µg	Fol. µg	C mg	
1	200	40	30	44	1,0	0,5	0	16	0,9	0,02	0,05	0,08	0,0	30	25	**Himbeere**
1	290	5	•	50	1,0	0,2	0	•	•	0,03	0,06	0,09	0,0	6	26	**Holunderbeersaft**
20	310	13	13	24	0,2	0,2	0	4700	0,1	0,06	0,02	0,06	0,0	30	32	**Honigmelone**
2	410	27	37	38	0,6	0,4	0	45	0,5	0,03	0,11	0,10	0,0	10	9	**Jackfrucht**
1	210	30	13	27	0,9	0,2	0	25	0,7	0,04	0,03	0,04	0,0	11	36	**Johannisbeere**, rot
2	290	46	17	40	1,3	0,3	0	81	1,9	0,05	0,04	0,08	0,0	9	177	schwarz
5	100	15	4	10	0,3	0,1	0	24	0,0	0,01	0,01	0,00	0,0	9	30	Nektar
4	180	8	8	25	0,4	0,1	0	1600	0,2	0,02	0,03	•	0,0	8	16	**Kaki**
3	90	28	•	27	0,3		0	49	0,2	0,02	0,03	0,05	0,0	•	23	**Kaktusfeige** (Opuntie)
2	Sp	12	•	39	1,3	0,1	0	900	0,2	0,06	0,04	•	0,0	•	28	**Kapstachelbeere** (Physalis)
2	114	20	8	20	0,6	0,1	0	240	0,1	0,05	0,06	0,05	0,0	75	12	**Kirsche**, sauer
2	135	12	20	14	0,5	0,1	0	150	0,1	0,03	0,02	0,01	0,0	11	5	Konserve
3	230	17	13	24	0,4	0,1	0	35	0,1	0,04	0,04	0,04	0,0	52	15	Süßkirsche
2	135	12	20	14	0,3	0,1	0	30	0,1	0,01	0,01	0,02	0,0	11	5	Süßkirsche, Konserve
1	100	8	4	10	0,2	0,1	0	32	0,1	0,01	0,01	0,00	0,0	1	5	Saft
4	295	38	24	31	0,8	0,1	0	43	0,5	0,02	0,05	0,15	0,0	16	71	**Kiwi**
4	180	22	15	34	0,4	0,2	0	30	0,3	0,01	0,02	0,10	0,0	8	24	Konserve
110	200	16	13	19	0,6	0,1	0	210	0,2	0,08	0,08	•	0,0	•	38	**Kumquat**
2	82	13	10	11	0,6	0,1	0	10	0,1	0,03	0,02	0,05	0,0	5	44	**Limette**
2	190	9	9	33	0,4	0,2	0	•	0,1	0,05	0,05	•	0,0	•	39	**Litschi**
1	145	26	21	26	0,6	0,3	0	25	0,5	0,05	0,03	0,06	0,0	26	15	**Loganbeere**
1	150	33	11	20	0,3	0,1	0	45	0,3	0,06	0,03	0,02	0,0	7	30	**Mandarine**
6	50	20	7	10	0,2	+	0	30	0,1	0,05	0,02	0,01	0,0	8	15	Konserve
5	170	12	18	13	0,4	0,1	0	1160	1,0	0,05	0,05	0,13	0,0	36	37	**Mango**
1	230	12	15	33	0,5	0,1	0	200	0,5	0,06	0,04	0,05	0,0	10	7	**Mirabelle**
5	170	20	5	6	0,3	0,1	0	300	2,5	0,50	0,40	0,50	0,3	50	**15**	**Multi-Vitamin-Nektar**
5	156	16	10	8	0,3	0,1	0	300	2,5	0,35	0,40	0,50	0,3	50	15	Diätnektar mit Süßstoff

Der essbare Anteil von 100 g verzehrsfertiger Lebensmittel enthält:

	Portionsgröße	Energie			Eiweiß (Protein)	Fett					Kohlenhydrate				Wasser
				Dichte		ges.	GFS	EUFS	MUFS	Chol.	ges.	Monos./Dis.	Polys.	Ball.	
	g	kcal	kJ	kcal/g	g	g	g	g	g	mg	g	g	g	g	g
Nektarine	125	42	175	0,4	1	+	0,0	+	0,0	0	9	9	0	2,2	86
Obstcocktail, Konserve	125	62	259	0,6	+	+	0,0	+	0,0	0	15	15	0	1,0	81
Olive, grün, mariniert	25	138	576	1,4	1	14	1,7	10,0	1,3	0	2	0	2	2,4	74
schwarz, mariniert	25	135	564	1,4	1	14	1,8	10,0	1,3	0	2	0	2	1,4	75
Orange (Apfelsine)	125	42	175	0,4	1	+	0,0	0,1	+	0	8	8	0	1,6	85
Saft	200	44	183	0,4	1	+	0,0	+	0,1	0	9	9	0	0,2	87
Nektar	200	44	183	0,4	+	+	0,0	+	0,1	0	10	10	0	0,2	88
Nektar mit Süßstoff	200	21	89	0,2	+	+	0,0	+	0,0	0	5	4	0	0,2	94
Papaya	200	32	134	0,3	1	+	+	+	+	0	7	7	0	1,9	87
Passionsfrucht	40	63	263	0,6	2	+	0,1	+	0,2	0	10	10	0	1,5	81
Pfirsich	125	41	171	0,4	1	+	0,0	+	0,0	0	9	8	0	1,9	87
Konserve	125	62	259	0,6	+	+	0,0	+	0,0	0	15	15	0	1,1	82
Nektar	200	53	222	0,5	+	+	0,0	+	0,0	0	13	13	0	0,3	85
Pflaume	125	48	200	0,5	1	+	0,0	+	0,1	0	10	9	0	1,6	83
getrocknet	25	205	857	2,1	2	1	0,2	0,2	0,4	0	47	41	0	9,0	24
Konserve	125	72	300	0,7	1	+	0,0	+	0,1	0	17	17	0	1,4	79
Saft	200	72	300	0,7	1	+	0,0	+	0,0	0	17	17	0	0,2	81
Preiselbeere	125	35	148	0,4	+	+	0,0	+	0,3	0	6	6	+	2,9	87
Konserve	125	182	760	1,8	+	+	0,0	+	0,2	0	44	44	+	2,8	51
Quitte	80	38	159	0,4	+	+	0,0	+	+	0	7	7	0	5,9	83
Reneklode	125	56	234	0,6	1	+	0,0	+	0,0	0	12	12	0	2,3	80
Rosinen	25	290	1212	2,9	2	1	0,1	+	0,1	0	68	68	0	5,2	15
Sanddornbeerensaft	100	40	167	0,4	1	+	0,0	+	0,0	0	5	5	0	0,5	91
Stachelbeere	125	37	154	0,4	1	+	0,0	+	0,1	0	7	7	0	3,0	87
Konserve	125	81	338	0,8	1	+	0,0	+	0,1	0	20	18	0	2,0	76
Wassermelone	150	37	154	0,4	1	+	0,1	+	0,1	0	8	8	0	0,2	90

Mineralstoffe							Vitamine									
Na mg	K mg	Ca mg	Mg mg	P mg	Fe mg	Zn mg	Ret. µg	Caro. µg	E mg	B_1 mg	B_2 mg	B_6 mg	B_{12} µg	Fol. µg	C mg	
1	170	7	10	22	0,4	0,1	0	120	0,5	0,35	0,04	0,02	0,0	3	35	**Nektarine**
3	95	5	5	9	0,3	0,1	0	50	0,2	0,01	0,01	0,04	0,0	5	5	**Obstcocktail**, Konserve
2100	43	95	20	17	1,8	0,3	0	280	2,0	0,03	0,08	0,02	0,0	1	0	**Olive**, grün, mariniert
2000	40	80	16	20	1,6	0,3	0	200	1,9	0,02	0,07	0,01	0,0	1	0	schwarz, mariniert
1	165	42	14	23	0,4	0,1	0	44	0,3	0,08	0,04	0,10	0,0	29	45	**Orange** (Apfelsine)
1	170	15	12	16	0,3	0,1	0	3	0,2	0,08	0,02	0,12	0,0	24	44	Saft
1	170	15	12	16	0,3	0,1	0	3	0,2	0,08	0,02	0,03	0,0	30	40	Nektar
5	109	18	8	15	0,3	0,1	0	3	0,1	0,05	0,01	0,01	0,0	20	30	Nektar mit Süßstoff
2	190	21	40	16	0,4	0,2	0	165	0,2	0,03	0,04	0,03	0,0	1	80	**Papaya**
20	270	17	30	60	1,3	0,6	0	600	0,4	0,02	0,10	0,10	0,0	10	24	**Passionsfrucht**
1	190	6	9	20	0,3	0,1	0	80	0,9	0,03	0,05	0,03	0,0	3	10	**Pfirsich**
2	130	4	5	13	0,3	0,1	0	40	0,3	0,01	0,02	0,02	0,0	3	4	Konserve
7	40	5	4	6	0,2	0,1	0	150	0,1	+	0,01	0,01	0,0	2	5	Nektar
2	160	18	7	16	0,3	0,1	0	365	0,8	0,07	0,04	0,05	0,0	2	5	**Pflaume**
8	825	40	30	70	2,3	0,5	0	140	1,5	0,15	0,12	0,15	0,0	4	4	getrocknet
12	120	10	7	14	0,3	0,1	0	67	0,5	0,03	0,03	0,02	0,0	1	2	Konserve
4	275	12	14	25	1,2	0,2	0	10	0,1	0,01	0,07	0,01	0,0	1	4	Saft
2	80	14	6	10	0,5	0,3	0	22	1,0	0,01	0,02	0,01	0,0	3	12	**Preiselbeere**
16	70	11	5	10	2,7	0,2	0	10	0,4	0,01	0,01	0,01	0,0	1	4	Konserve
2	185	10	8	17	0,6	0,2	0	33	0,2	0,02	0,03	0,04	0,0	5	15	**Quitte**
1	245	13	10	25	1,1	0,2	0	180	0,8	0,06	0,04	0,05	0,0	2	6	**Reneklode**
21	780	30	15	110	0,3	0,2	0	30	0,6	0,12	0,06	0,11	0,0	4	1	**Rosinen**
6	210	9	•	•	•	•	0	•	•	•	•	•	0,0	•	265	**Sanddornbeerensaft**
2	200	29	15	30	0,6	0,1	0	110	0,6	0,02	0,02	0,02	0,0	19	35	**Stachelbeere**
3	140	17	10	25	0,4	0,1	0	55	0,2	0,01	0,01	0,01	0,0	4	11	Konserve
1	140	7	9	11	0,2	0,1	0	245	0,1	0,04	0,05	0,07	0,0	5	6	**Wassermelone**

Der essbare Anteil von 100 g verzehrsfertiger Lebensmittel enthält:

	Portionsgröße	Energie			Eiweiß (Protein)	Fett					Kohlenhydrate				Wasser
				Dichte		ges.	GFS	EUFS	MUFS	Chol.	ges.	Monos./Dis.	Polys.	Ball.	
	g	kcal	kJ	kcal/g	g	g	g	g	g	mg	g	g	g	g	g
Weintrauben, rot	125	74	309	0,7	1	+	0,1	+	0,1	0	17	16	0	1,6	80
weiß	125	67	280	0,7	1	+	0,1	+	0,1	0	16	15	0	1,6	81
Saft	200	69	288	0,7	+	0	0,0	0,0	0,0	0	17	16	0	0,4	82
Zitrone	80	35	146	0,4	1	+	0,1	+	0,3	0	3	3	0	4,0	86
Saft	10	26	108	0,3	+	+	0,0	+	0,0	0	2	2	0	0,2	91
Nüsse und Samen															
Cashewnuss	50	572	2391	5,8	18	42	9,0	24,7	7,5	0	30	6	24	2,9	4
geröstet u. gesalzen	50	628	2625	6,3	19	48	8,5	25,9	8,5	0	30	5	25	3,2	2
Erdnuss ohne Schale	100	560	2341	5,6	25	48	7,0	22,0	14,4	0	7	1	6	11,7	5
geröstet u. gesalzen	50	585	2445	5,9	26	49	7,2	22,7	14,8	0	9	3	6	11,4	1
Esskastanie (Marone)	125	192	802	1,9	2	2	0,4	0,4	1,0	0	41	14	27	5,0	48
Haselnuss	125	644	2691	6,4	12	62	4,0	45,2	8,6	0	10	1	8	8,2	5
Kokosnuss	10	363	1517	3,6	4	36	31,2	2,1	0,7	0	5	4	0	9,0	44
Kokosnuss-Fruchtwasser	125	19	79	0,2	1	+	0,2	+	+	0	4	4	0	1,1	94
Kokosmilch, ungesüßt	15 (1 EL)	330	1380	3,3	4	35	30,8	1,5	0,4	0	7	7	0	2,2	53
Kürbiskern	15 (1 EL)	582	2433	5,8	24	46	8,7	14,3	20,9	0	18	1	13	3,9	6
Leinsamen	20 (1 EL)	376	1571	3,8	24	31	2,9	5,6	20,9	0	0	0	0	38,6	6
Macadamianuss	100	687	2871	6,9	8	73	22,3	43,1	3,0	0	4	4	+	11,0	2
Mandel, süß	50	577	2411	5,8	19	54	4,3	32,7	13,1	0	4	3	1	13,5	5
Mohnsamen	10 (1 EL)	477	1993	4,8	20	42	4,9	4,5	31,1	0	4	+	2	20,5	6
Paranuss	50	670	2800	6,7	14	67	14,7	18,7	29,8	0	4	2	1	6,7	5
Pekannuss	50	703	2838	7,0	9	72	5,3	42,6	17,9	0	4	3	1	9,4	3
geröstet u. gesalzen	50	703	2838	7,0	9	73	6,3	44,0	20,0	0	6	4	2	9,5	1
Pinienkern	50	689	2880	6,9	14	69	4,6	20,0	41,0	0	4	4	+	1,9	3
Pistazienkern mit Schale	5	331	1384	3,3	10	30	4,0	15,2	9,8	0	5	3	1	3,5	3
ohne Schale	25	581	2428	5,8	18	52	6,2	34,6	7,6	0	12	10	2	10,6	5
geröstet u. gesalzen	25	584	2441	5,8	19	50	6,0	33,0	6,5	0	16	6	3	6,5	6

Mineralstoffe							Vitamine									
Na mg	K mg	Ca mg	Mg mg	P mg	Fe mg	Zn mg	Ret. µg	Caro. µg	E mg	B_1 mg	B_2 mg	B_6 mg	B_{12} µg	Fol. µg	C mg	
2	190	18	9	20	0,5	0,1	0	27	0,5	0,05	0,03	0,07	0,0	40	4	**Weintrauben**, rot
2	190	18	9	20	0,4	0,1	0	33	0,5	0,05	0,03	0,07	0,0	43	4	weiß
3	150	13	9	12	0,4	+	0	15	0,1	0,03	0,02	0,02	0,0	2	2	Saft
2	170	10	28	16	0,5	0,1	0	3	0,2	0,05	0,02	0,06	0,0	6	51	**Zitrone**
1	140	11	10	11	0,1	0,1	0	10	0,0	0,04	0,01	0,05	0,0	1	53	Saft
																Nüsse und Samen
14	550	30	270	370	2,8	2,1	0	60	0,8	0,63	0,26	0,42	0,0	25	0	**Cashewnuss**
290	730	35	250	500	6,0	2,5	0	30	0,9	0,60	0,22	0,32	0,0	24	0	geröstet u. gesalzen
10	660	40	160	340	1,8	2,8	0	2	11,0	0,90	0,16	0,44	0,0	170	0	**Erdnuss** ohne Schale
400	780	65	180	410	2,3	3,4	0	1	8,8	0,25	0,14	0,40	0,0	102	0	geröstet u. gesalzen
2	700	33	45	87	1,3	0,5	0	24	1,2	0,20	0,21	0,35	0,0	10	27	**Esskastanie** (Marone)
2	635	225	155	330	3,8	1,9	0	29	26,0	0,39	0,21	0,31	0,0	71	3	**Haselnuss**
35	379	20	39	95	2,3	0,8	0	0	0,7	0,06	0,01	0,06	0,0	30	2	**Kokosnuss**
105	250	24	25	20	0,3	0,1	0	0	0,0	0,03	0,05	0,03	0,0	3	2	Kokosnuss-Fruchtwasser
4	325	11	28	120	2,3	1,0	0	0	•	0,03	+	0,05	0,0	23	3	Kokosmilch, ungesüßt
20	810	40	535	1175	15,0	7,5	0	225	4,0	0,22	0,32	0,22	0,0	58	2	**Kürbiskern**
60	725	200	350	660	8,2	5,5	0	0	3,0	0,17	0,16	0,60	0,0	20	0	**Leinsamen**
5	370	85	130	190	3,7	1,3	0	0	0,5	1,20	0,16	0,28	0,0	11	1	**Macadamianuss**
15	835	250	170	450	4,1	2,2	0	120	26,0	0,22	0,62	0,16	0,0	45	1	**Mandel**, süß
20	705	1460	330	855	9,5	8,0	0	0	1,8	0,86	0,17	0,44	0,0	80	1	**Mohnsamen**
2	645	130	160	675	3,4	4,0	0	0	7,6	1,00	0,04	0,11	0,0	39	1	**Paranuss**
3	600	73	140	290	2,4	4,5	0	80	3,1	0,86	0,13	0,21	0,0	22	2	**Pekannuss**
380	425	70	130	290	2,8	5,1	0	75	1,3	0,45	0,11	0,18	0,0	16	1	geröstet u. gesalzen
2	780	16	250	575	5,6	6,5	0	17	9,3	0,36	0,23	0,09	0,0	34	1	**Pinienkern**
290	570	60	70	230	3,3	1,2	0	70	2,3	0,39	0,13	0,85	0,0	32	3	**Pistazienkern** mit Schale
10	1020	135	160	500	7,3	1,4	0	150	5,2	0,69	0,20	1,70	0,0	58	7	ohne Schale
405	1040	110	120	485	4,2	2,3	0	130	1,9	0,60	0,16	1,25	0,0	50	7	geröstet u. gesalzen

Der essbare Anteil von 100 g verzehrsfertiger Lebensmittel enthält:

	Portionsgröße	Energie			Eiweiß (Protein)	Fett					Kohlenhydrate				Wasser
	g	kcal	kJ	Dichte kcal/g	g	ges. g	GFS g	EUFS g	MUFS g	Chol. mg	ges. g	Monos./Dis. g	Polys. g	Ball. g	g
Sesamsamen	10 (1 EL)	598	2499	6,0	18	58	8,3	20,0	25,5	0	1	+	+	7,9	5
Sonnenblumenkern	25 (1 EL)	580	2424	5,8	22	49	5,3	13,4	28,0	0	12	2	10	6,3	6
Walnuss ohne Schale	50	662	2767	6,6	14	62	6,9	11,5	42,1	0	11	7	3	6,1	4
MILCH, MILCHPRODUKTE, KÄSE															
Milch															
Kuhmilch, 3,5 % Fett	200	64	269	0,6	3	4	2,1	0,8	0,1	10	5	5	0	0,0	87
0,3 % Fett (entrahmt)	200	35	147	0,4	4	+	0,1	+	0,0	1	5	5	0	0,0	90
1,5 % Fett (teilentrahmt)	200	47	197	0,5	3	2	1,0	0,4	0,1	4	5	5	0	0,0	89
Vorzugsmilch	200	66	276	0,7	3	4	2,4	0,9	0,2	10	5	5	0	0,0	87
Muttermilch (Frauenmilch)	125	69	287	0,7	1	4	2,0	1,4	0,4	25	7	7	0	0,0	87
Schafsmilch	125	96	401	1,0	5	6	4,3	1,3	0,3	27	5	5	0	0,0	82
Stutenmilch	125	48	200	0,5	2	2	1,0	0,2	0,1	5	6	6	0	0,0	89
Ziegenmilch	125	67	281	0,7	4	4	2,6	0,7	0,2	11	4	4	0	0,0	86
Milchmischgetränke															
Bananenmilch	200	83	347	0,8	4	2	1,1	0,6	+	5	13	13	0	0,5	81
Buttermilch	200	37	154	0,4	4	+	0,3	0,1	0,0	1	4	4	0	0,0	91
Fruchtbuttermilch	200	60	250	0,6	3	1	0,4	0,1	+	3	11	11	0	0,0	84
Erdbeermilch	200	82	343	0,8	3	2	1,1	0,5	+	5	13	13	0	0,0	81
Kakaotrunk, 3,5 % Fett	200	78	327	0,8	4	4	2,1	1,0	0,1	10	8	8	0	0,0	81
1,5 % Fett (fettarm)	200	61	254	0,6	4	2	0,9	0,4	0,1	4	8	8	0	0,0	84
Molke, sauer	200	21	89	0,2	1	+	0,1	+	0,0	1	4	4	0	0,0	94
süß	200	25	106	0,3	1	+	0,1	+	0,0	1	5	5	0	0,0	93
Trinkschokolade, heiß	200	153	640	1,5	3	9	5,0	3,0	0,2	10	15	15	0	0,5	71
Vanillemilch, 3,5 % Fett	200	79	330	0,8	3	3	1,6	0,8	0,1	10	10	10	0	0,0	82

Der essbare Anteil von 100 g verzehrsfertiger Lebensmittel enthält:

Mineralstoffe							Vitamine									
Na mg	K mg	Ca mg	Mg mg	P mg	Fe mg	Zn mg	Ret. µg	Caro. µg	E mg	B_1 mg	B_2 mg	B_6 mg	B_{12} µg	Fol. µg	C mg	
45	450	780	350	610	10,4	7,7	0	6	2,5	0,93	0,17	0,79	0,0	90	0	**Sesamsamen**
2	725	100	420	620	6,3	5,5	0	6	2,5	1,90	0,14	0,60	0,0	90	0	**Sonnenblumenkern**
2	545	87	130	410	2,5	2,7	0	48	6,0	0,34	0,12	0,87	0,0	77	3	**Walnuss** ohne Schale
																MILCH, MILCHPRODUKTE, KÄSE
																Milch
45	155	120	12	92	0,1	0,4	35	17	0,1	0,04	0,18	0,04	0,4	7	2	**Kuhmilch**, 3,5 % Fett
53	150	123	14	97	0,1	0,4	2	1	+	0,04	0,17	0,05	0,3	5	1	0,3 % Fett (entrahmt)
47	155	118	12	91	0,1	0,4	13	8	+	0,04	0,18	0,05	0,4	4	2	1,5 % Fett (teilentrahmt)
48	157	120	12	92	0,1	0,4	32	17	0,1	0,04	0,18	0,04	0,4	7	2	Vorzugsmilch
12	46	30	3	15	0,1	0,1	69	3	0,3	0,02	0,04	0,01	0,1	8	6	**Muttermilch** (Frauenmilch)
50	170	200	20	140	0,1	0,5	45	5	0,2	0,06	0,26	0,08	0,5	5	4	**Schafsmilch**
25	64	110	9	54	0,1	0,2	12	32	0,1	0,03	0,03	0,03	0,3	3	15	**Stutenmilch**
42	180	127	10	110	0,1	0,2	68	35	0,1	0,05	0,15	0,03	0,1	1	2	**Ziegenmilch**
																Milchmischgetränke
60	170	130	13	100	0,1	0,4	20	10	+	0,05	0,20	0,06	0,6	5	1	**Bananenmilch**
57	145	110	15	90	0,1	0,5	7	9	+	0,03	0,16	0,04	0,2	5	1	**Buttermilch**
50	140	100	12	70	0,1	0,5	10	5	+	0,03	0,15	0,04	0,2	8	1	Fruchtbuttermilch
50	140	110	11	90	0,1	0,3	80	60	1,0	0,21	0,40	0,24	0,5	5	1	**Erdbeermilch**
50	160	120	12	110	0,3	0,4	28	20	0,1	0,04	0,17	0,05	0,4	5	1	**Kakaotrunk**, 3,5 % Fett
50	160	120	12	110	0,3	0,4	20	10	0,1	0,04	0,17	0,05	0,6	5	1	1,5 % Fett (fettarm)
50	140	100	10	50	0,1	0,2	3	0	+	0,04	0,14	0,05	0,2	1	1	**Molke**, sauer
45	130	70	8	40	0,1	0,1	3	0	+	0,04	0,15	0,04	0,2	1	1	süß
40	180	110	26	80	0,6	0,3	95	45	0,2	0,03	0,16	0,04	0,4	5	1	**Trinkschokolade**, heiß
50	140	90	11	90	0,1	0,3	40	70	0,1	0,04	0,60	0,04	0,5	4	1	**Vanillemilch**, 3,5 % Fett

Der essbare Anteil von 100 g verzehrsfertiger Lebensmittel enthält:

	Portionsgröße	Energie			Eiweiß (Protein)	Fett					Kohlenhydrate				Wasser
				Dichte		ges.	GFS	EUFS	MUFS	Chol.	ges.	Monos./Dis.	Polys.	Ball.	
	g	kcal	kJ	kcal/g	g	g	g	g	g	mg	g	g	g	g	g
Milchprodukte															
Crème fraîche, 20 % Fett	15 (1 EL)	210	877	2,1	3	20	11,6	4,9	0,6	53	4	4	0	0,0	71
30 % Fett	15 (1 EL)	292	1220	2,9	2	30	17,3	7,3	0,8	80	3	3	0	0,0	62
40 % Fett	15 (1 EL)	376	1571	3,8	2	40	23,1	9,8	1,1	106	2	2	0	0,0	54
Dickmilch, 3,5 % Fett	150	60	250	0,6	4	4	1,9	0,9	0,1	10	4	4	0	0,0	87
entrahmt	150	31	129	0,3	3	+	0,1	+	0,0	1	4	4	0	0,0	90
1,5 % Fett (fettarm)	150	44	183	0,4	3	2	0,8	0,4	0,1	4	4	4	0	0,0	89
Fruchtdickmilch, 3,5 % Fett	150	92	386	0,9	3	3	1,8	0,9	0,1	10	13	13	0	0,5	79
1,5 % Fett (fettarm)	150	74	309	0,7	3	1	0,7	0,3	+	4	12	12	0	0,5	81
10 % Fett	150	163	679	1,6	3	10	6,4	2,6	0,3	27	15	15	0	0,5	70
mit Müsli	150	128	536	1,3	4	5	2,9	1,5	0,2	10	17	12	7	1,0	71
mit Süßstoff	150	55	229	0,6	4	1	0,8	0,2	0,1	3	6	6	0	0,5	86
Fruchtjoghurt, 3,5 % Fett	150	101	422	1,0	4	3	1,8	0,9	0,1	10	16	16	0	0,5	74
entrahmt	150	67	280	0,7	4	+	0,1	+	0,0	1	13	13	0	0,5	81
1,5 % Fett (fettarm)	150	80	334	0,8	4	1	0,7	0,3	0,0	4	14	14	0	0,5	78
10 % Fett	150	165	688	1,7	4	10	5,3	2,6	0,3	27	15	15	0	0,5	69
mit Müsli	150	117	489	1,2	4	4	2,5	1,2	0,2	10	15	10	5	1,0	74
mit Süßstoff	150	78	327	0,8	4	4	2,2	0,9	0,1	10	7	7	0	0,6	82
Fruchtzwerg	50	105	438	1,1	7	3	1,9	0,8	0,2	8	13	13	0	0,1	77
Joghurt, 3,5 % Fett	150	71	296	0,7	4	4	1,9	1,0	0,2	10	5	5	0	0,0	86
entrahmt	150	36	150	0,4	4	+	0,1	+	0,0	1	4	4	0	0,0	89
1,5 % Fett (fettarm)	150	50	209	0,5	4	2	0,9	0,4	0,1	4	6	6	0	0,0	88
10 % Fett	150	117	489	1,2	3	10	6,4	2,6	0,3	27	4	4	0	0,0	81
mit Cornflakes	150	126	527	1,3	5	6	3,2	1,6	0,2	10	13	6	7	1,4	75
Kaffeesahne, 10 % Fett	20 (1 EL)	123	514	1,2	3	10	6,5	2,9	0,4	27	4	4	0	0,0	81
15 % Fett	20 (1 EL)	162	677	1,6	3	15	8,5	4,7	0,5	40	4	4	0	0,0	76

Der essbare Anteil von 100 g verzehrsfertiger Lebensmittel enthält:

Mineralstoffe							Vitamine									
Na mg	K mg	Ca mg	Mg mg	P mg	Fe mg	Zn mg	Ret. µg	Caro. µg	E mg	B_1 mg	B_2 mg	B_6 mg	B_{12} µg	Fol. µg	C mg	
																Milchprodukte
30	120	100	11	80	0,1	0,3	180	120	0,5	0,04	0,17	0,03	0,4	5	1	**Crème fraîche**, 20 % Fett
30	100	80	9	60	0,1	0,3	330	180	0,9	0,03	0,15	0,03	0,4	6	1	30 % Fett
20	80	70	8	50	0,1	0,3	440	240	1,2	0,03	0,13	0,03	0,3	8	1	40 % Fett
50	150	120	12	100	0,1	0,4	40	20	0,1	0,04	0,17	0,05	0,5	5	1	**Dickmilch**, 3,5 %
50	160	120	12	100	0,1	0,4	0	0	+	0,04	0,18	0,05	0,5	5	1	entrahmt
50	150	120	12	100	0,1	0,4	28	20	0,1	0,04	0,17	0,05	0,5	5	1	1,5 % Fett (fettarm)
40	130	105	10	86	0,1	0,3	30	20	0,1	0,03	0,15	0,04	0,4	5	2	**Fruchtdickmilch**, 3,5 % Fett
40	130	105	10	86	0,1	0,3	10	10	0,1	0,04	0,14	0,05	0,4	4	2	1,5 % Fett (fettarm)
40	134	96	11	80	0,1	0,3	40	50	0,1	0,03	0,15	0,04	0,4	5	2	10 % Fett
40	190	110	26	130	0,7	0,5	49	19	0,8	0,10	0,16	0,06	0,4	6	1	mit Müsli
60	165	110	10	90	0,1	0,3	30	20	0,2	0,04	0,16	0,05	0,4	6	2	mit Süßstoff
40	145	125	12	95	0,1	0,4	25	45	0,1	0,04	0,15	0,05	0,2	10	4	**Fruchtjoghurt**, 3,5 % Fett
50	170	130	12	95	0,1	0,4	1	25	+	0,04	0,15	0,05	0,4	8	5	entrahmt
40	145	115	11	90	0,1	0,4	10	10	0,1	0,04	0,19	0,04	0,4	9	2	1,5 % Fett (fettarm)
39	135	97	11	70	0,1	0,4	23	39	0,1	0,03	0,14	0,04	0,2	8	4	10 % Fett
45	200	118	19	120	0,2	0,5	50	30	0,2	0,05	0,20	0,08	0,4	11	3	mit Müsli
65	180	123	14	96	0,1	0,4	20	10	0,1	0,02	0,19	0,05	0,5	10	2	mit Süßstoff
30	110	240	8	150	0,1	0,4	90	50	1,6	0,19	0,24	0,22	0,2	50	8	**Fruchtzwerg**
50	160	120	12	90	0,1	0,4	30	30	0,1	0,04	0,18	0,05	0,4	13	1	**Joghurt**, 3,5 % Fett
55	185	145	15	110	0,1	0,4	1	1	+	0,04	0,18	0,05	0,4	12	2	entrahmt
45	150	115	11	90	0,1	0,4	13	8	+	0,04	0,17	0,04	0,4	10	2	1,5 % Fett (fettarm)
50	140	120	11	90	0,1	0,3	110	60	0,3	0,04	0,16	0,05	0,5	9	1	10 % Fett
60	260	160	35	100	0,6	0,9	70	40	0,3	0,05	0,25	0,09	0,5	13	2	mit Cornflakes
40	130	100	12	85	0,1	0,3	65	50	0,3	0,03	0,16	0,04	0,4	6	1	**Kaffeesahne**, 10 % Fett
40	130	100	11	80	0,1	0,3	140	80	0,4	0,04	0,18	0,04	0,5	5	1	15 % Fett

Der essbare Anteil von 100 g verzehrsfertiger Lebensmittel enthält:

	Portionsgröße	Energie			Eiweiß (Protein)	Fett					Kohlenhydrate				Wasser
	g	kcal	kJ	Dichte kcal/g	g	ges. g	GFS g	EUFS g	MUFS g	Chol. mg	ges. g	Monos./Dis. g	Polys. g	Ball. g	g
Kaffeeweißer (pflanzlich)	5 (1 TL)	554	2315	5,5	3	35	32,1	1,1	0,0	0	57	57	0	0,0	3
Kefir, 3,5 % Fett	200	64	267	0,6	3	4	1,9	0,9	0,2	10	5	5	0	0,0	87
fettarm	200	47	196	0,5	3	2	0,9	0,4	0,1	5	5	5	0	0,0	88
mit Früchten	200	103	432	1,0	3	3	1,9	0,8	0,1	10	16	12	0	0,5	76
Kondensmilch, 4 % Fett	15 (1 EL)	109	455	1,1	8	4	2,2	1,2	0,1	11	11	11	0	0,0	75
7,5 % Fett	15 (1 EL)	132	553	1,3	6	8	4,1	2,1	0,3	20	10	10	0	0,0	74
7,5 % Fett, gezuckert	15 (1 EL)	308	1286	3,1	8	8	4,2	2,0	0,2	20	52	52	0	0,0	30
10 % Fett	15 (1 EL)	177	739	1,8	9	10	5,5	2,6	0,3	27	12	12	0	0,0	66
Milchpulver, aus Vollmilch	10 (1 EL)	482	2016	4,8	25	26	15,0	8,4	0,7	70	35	35	0	0,0	3
Magermilchpulver	10 (1 EL)	360	1504	3,6	35	1	0,5	0,2	0,0	3	50	50	0	0,0	4
Saure Sahne (Sauerrahm)															
10 % Fett	15 (1 EL)	115	480	1,2	3	10	6,0	2,7	0,4	27	3	3	0	0,0	82
20 % Fett	15 (1 EL)	203	849	2,0	3	20	11,6	5,2	0,5	53	3	3	0	0,0	72
24 % Fett (Schmand)	15 (1 EL)	240	1003	2,4	3	24	16,3	6,2	1,0	64	3	3	0	0,0	67
Süße Sahne (Schlagsahne)															
30 % Fett	15 (1 EL)	308	1287	3,1	2	30	17,4	7,8	0,8	80	3	3	0	0,0	62
40 % Fett	15 (1 EL)	377	1408	3,8	2	40	23,0	10,5	1,1	106	2	2	0	0,0	54
Trinkjoghurt, 3 % Fett	150	88	368	0,9	3	3	1,7	0,8	0,1	8	11	11	0	0,0	81
Frischkäse und Speisequark															
Frischkäse, 40 % F.i.Tr.	30	151	631	1,5	10	11	6,7	3,3	0,4	30	2	2	0	0,0	75
Rahmstufe, 50 % F.i.Tr.	30	281	1174	2,8	14	24	14,6	6,6	0,8	65	3	3	0	0,0	57
Doppelrahmstufe, 60 % F.i.Tr.	30	341	1429	3,4	11	32	19,8	7,6	1,0	85	3	3	0	0,0	52
mit Kräutern, 30 % F.i.Tr.	30	137	571	1,4	11	9	4,8	2,7	0,4	25	3	3	0	0,1	75
mit Kräutern, 40 % F.i.Tr.	30	143	597	1,4	10	10	6,4	3,1	0,4	27	3	3	0	0,1	74
mit Kräutern, 50 % F.i.Tr.	30	187	781	1,9	9	15	10,0	4,4	0,6	40	3	3	0	0,1	70

Mineralstoffe							Vitamine									
Na mg	K mg	Ca mg	Mg mg	P mg	Fe mg	Zn mg	Ret. µg	Caro. µg	E mg	B_1 mg	B_2 mg	B_6 mg	B_{12} µg	Fol. µg	C mg	
200	900	20	4	350	1,0	0,2	0	200	1,0	0,00	0,17	0,00	0,0	0	0	**Kaffeeweißer** (pflanzlich)
45	160	120	15	90	0,1	0,4	40	20	0,1	0,04	0,17	0,05	0,5	5	1	**Kefir**, 3,5 % Fett
50	150	120	12	100	0,1	0,4	20	10	+	0,04	0,17	0,05	0,5	5	1	fettarm
40	150	105	12	80	0,2	0,3	47	43	0,1	0,04	0,14	0,05	0,4	4	4	mit Früchten
110	330	260	26	220	0,1	0,8	40	20	0,1	0,07	0,37	0,07	0,4	7	1	**Kondensmilch**, 4 % Fett
100	320	240	25	190	0,1	0,8	48	34	0,2	0,07	0,37	0,06	0,4	6	2	7,5 % Fett
85	360	240	27	235	0,2	1,0	80	30	0,2	0,09	0,40	0,06	0,5	10	4	7,5 % Fett, gezuckert
130	420	320	35	250	0,1	1,0	64	45	0,2	0,09	0,48	0,08	0,5	8	3	10 % Fett
370	1160	920	110	710	0,7	2,1	230	140	0,5	0,27	1,40	0,20	1,5	40	10	**Milchpulver**, aus Vollmilch
560	1600	1300	120	1000	0,8	4,0	5	20	+	0,34	2,18	0,28	2,2	21	2	Magermilchpulver
																Saure Sahne (Sauerrahm)
40	140	110	12	90	0,1	0,4	110	60	0,3	0,04	0,16	0,03	0,4	5	1	10 % Fett
50	130	100	11	80	0,1	0,4	220	120	0,6	0,04	0,17	0,04	0,5	7	1	20 % Fett
30	120	100	11	80	0,1	0,4	280	150	0,7	0,03	0,16	0,03	0,4	10	1	24 % Fett (Schmand)
																Süße Sahne (Schlagsahne)
35	110	80	10	65	0,1	0,3	320	145	0,7	0,03	0,15	0,04	0,4	4	1	30 % Fett
30	100	70	9	60	0,1	0,3	430	195	0,9	0,03	0,13	0,03	0,3	4	1	40 % Fett
50	160	120	12	90	0,1	0,4	40	20	0,1	0,04	0,36	0,04	0,4	9	1	**Trinkjoghurt**, 3 % Fett
																Frischkäse und Speisequark
350	120	90	9	160	0,3	0,4	220	110	0,5	0,03	0,25	0,03	5,0	5	0	**Frischkäse**, 40 % F.i.Tr.
400	120	100	9	170	0,7	0,4	230	110	0,6	0,06	0,28	0,07	0,7	3	0	Rahmstufe, 50 % F.i.Tr.
375	95	80	7	135	0,6	0,4	300	150	0,7	0,04	0,23	0,06	0,5	3	0	Doppelrahm, 60 % F.i.Tr.
390	110	110	9	180	0,1	0,5	100	50	0,3	0,03	0,28	0,06	0,8	10	1	mit Kräutern, 30 % F.i.Tr.
390	120	110	10	180	0,1	0,4	110	60	0,3	0,03	0,27	0,06	0,8	10	1	mit Kräutern, 40 % F.i.Tr.
400	110	100	9	160	0,1	0,4	170	90	0,5	0,03	0,26	0,06	0,7	10	1	mit Kräutern, 50 % F.i.Tr.

Der essbare Anteil von 100 g verzehrsfertiger Lebensmittel enthält:

	Portions-größe g	Energie kcal	Energie kJ	Dichte kcal/g	Eiweiß (Protein) g	Fett ges. g	Fett GFS g	Fett EUFS g	Fett MUFS g	Fett Chol. mg	Kohlenhydrate ges. g	Kohlenhydrate Monos./Dis. g	Kohlenhydrate Polys. g	Kohlenhydrate Ball. g	Wasser g
Früchtequark, 10 % F.i.Tr.	100	108	451	1,1	10	2	1,0	0,1	0,1	6	13	13	0	0,5	73
Halbfettstufe, 20 % F.i.Tr.	100	124	518	1,2	10	4	2,3	1,1	0,1	13	13	13	0	0,5	71
Fettstufe, 40 % F.i.Tr.	100	195	813	2,0	11	11	6,9	2,5	0,4	37	13	13	0	0,5	63
energiereduziert	100	50	209	0,5	7	+	0,1	+	+	1	5	5	0	0,1	84
Diätfrüchtequark	100	50	211	0,5	7	+	0,1	+	+	1	5	1	0	0,0	84
Hüttenkäse, <10 % F.i.Tr.	40 (1 EL)	79	332	0,8	14	2	1,1	0,6	0,1	8	2	2	0	0,0	80
Viertelfettstufe, 10 % F.i.Tr.	30 (1 EL)	88	367	0,9	14	3	1,8	0,8	0,1	10	2	2	0	0,0	79
Halbfettstufe, 20 % F.i.Tr.	30 (1 EL)	100	418	1,0	13	4	2,5	1,3	0,2	16	3	3	0	0,0	79
Kräuterquark, 30 % F.i.Tr.	30 (1 EL)	100	418	1,0	8	6	3,2	1,6	0,2	20	5	5	0	0,0	79
40 % F.i.Tr.	50	144	600	1,4	10	10	5,6	2,8	0,3	30	3	0	0	0,3	74
Mascarpone	50	460	1922	4,6	4	48	30,0	14,0	1,9	130	4	0	0	0,0	43
Mozzarella	50	255	1066	2,6	20	16	10,0	4,1	0,5	45	0	0	0	0,0	60
Quark, 45 % F.i.Tr.	30 (1 EL)	168	702	1,7	11	13	7,9	3,7	0,5	35	2	0	0	0,0	72
Magerstufe, <10 % F.i.Tr.	30 (1 EL)	68	284	0,7	13	+	0,1	+	+	1	4	0	0	0,0	81
Viertelfettstufe, 10 % F.i.Tr.	30 (1 EL)	81	338	0,8	13	2	1,2	0,6	0,1	5	3	0	0	0,0	80
Halbfettstufe, 20 % F.i.Tr.	30 (1 EL)	104	434	1,0	12	5	2,9	1,2	0,2	14	3	0	0	0,0	78
Dreiviertelfettstufe, 30 % F.i.Tr.	30 (1 EL)	120	502	1,2	10	7	4,0	2,2	0,3	19	3	0	0	0,0	77
Fettstufe, 40 % F.i.Tr.	30 (1 EL)	155	647	1,6	11	11	6,7	2,7	0,4	30	3	0	0	0,0	73
Rahmstufe, 50 % F.i.Tr.	30 (1 EL)	175	731	1,8	8	14	9,0	4,0	0,6	40	3	0	0	0,0	71
Doppelrahmstufe, 60 % F.i.Tr.	30 (1 EL)	218	911	2,2	7	20	12,5	5,8	0,8	53	3	0	0	0,0	65
Ricotta, 20 % F.i.Tr.	30	174	727	1,7	10	15	9,5	3,9	0,4	40	0	0	0	0,0	72
Schichtkäse, 10 % F.i.Tr.	30	80	334	0,8	12	2	1,2	0,6	0,1	6	4	0	0	0,0	80
20 % F.i.Tr.	30	102	426	1,0	12	5	2,8	1,3	0,2	13	4	4	0	0,0	79
45 % F.i.Tr.	30	175	731	1,8	8	14	9,4	3,4	0,6	37	3	0	0	0,0	72

Mineralstoffe							Vitamine									
Na mg	K mg	Ca mg	Mg mg	P mg	Fe mg	Zn mg	Ret. µg	Caro. µg	E mg	B_1 mg	B_2 mg	B_6 mg	B_{12} µg	Fol. µg	C mg	
30	100	70	7	160	0,2	0,4	28	10	0,0	0,03	0,30	0,03	1,0	20	2	**Früchtequark**, 10 % F.i.Tr.
30	100	70	8	150	0,2	0,4	45	20	0,1	0,03	0,25	0,06	1,0	20	2	Halbfettstufe, 20 % F.i.Tr.
35	100	90	10	170	0,4	0,4	90	60	0,3	0,04	0,24	0,06	1,0	16	2	Fettstufe, 40 % F.i.Tr.
30	110	90	8	160	0,1	0,4	5	3	0,1	0,03	0,30	0,06	1,0	20	2	energiereduziert
30	110	90	8	160	0,1	0,4	5	3	0,1	0,03	0,30	0,06	1,0	20	2	Diätfrüchtequark
400	86	50	9	170	0,1	0,5	15	10	0,1	0,03	0,28	0,06	2,0	15	0	**Hüttenkäse**, <10 % F.i.Tr.
375	85	95	10	150	0,3	0,5	18	12	0,1	0,02	0,20	0,07	2,0	15	0	Viertelfettstufe, 10 % F.i.Tr.
230	90	95	8	150	0,3	0,5	20	14	0,1	0,03	0,25	0,04	2,0	15	0	Halbfettstufe, 20 % F.i.Tr.
390	120	120	11	180	0,3	0,5	60	30	0,2	0,03	0,29	0,06	1,0	25	1	**Kräuterquark**, 30 % F.i.Tr.
390	110	90	9	160	0,3	0,4	110	60	0,3	0,03	0,25	0,03	0,8	25	2	40 % F.i.Tr.
40	80	60	6	130	0,7	0,3	520	290	1,4	0,02	0,21	0,04	1,4	21	0	**Mascarpone**
500	100	650	20	450	0,2	1,7	220	120	0,6	0,03	0,27	0,06	2,0	10	0	**Mozzarella**
40	107	110	10	180	0,4	0,5	130	70	0,4	0,04	0,27	0,06	0,8	26	1	**Quark**, 45 % F.i.Tr.
40	100	120	9	180	0,4	0,5	2	1	0,0	0,04	0,30	0,10	0,9	16	1	Magerstufe, <10 % F.i.Tr.
40	120	120	9	190	0,3	0,5	28	10	0,1	0,03	0,30	0,03	1,0	14	1	Viertelfettstufe, 10 % F.i.Tr.
35	90	120	11	165	0,4	0,5	40	24	0,1	0,04	0,27	0,09	0,8	16	1	Halbfettstufe, 20 % F.i.Tr.
40	120	120	10	180	0,4	0,5	80	40	0,2	0,03	0,30	0,06	0,9	28	1	Dreiviertelfettstufe, 30 % F.i.Tr.
35	80	120	10	180	0,4	0,5	90	54	0,3	0,04	0,24	0,08	0,7	28	1	Fettstufe, 40 % F.i.Tr.
40	110	110	10	170	0,4	0,4	160	90	0,5	0,04	0,26	0,06	0,8	25	1	Rahmstufe, 50 % F.i.Tr.
40	100	100	9	160	0,4	0,4	220	120	0,6	0,02	0,23	0,04	0,7	23	1	Doppelrahmstufe, 60 % F.i.Tr.
500	105	275	20	270	0,3	1,5	180	100	0,5	0,03	0,35	0,10	2,0	30	0	**Ricotta**, 20 % F.i.Tr.
40	130	120	10	190	0,1	0,5	25	10	0,1	0,03	0,30	0,06	1,0	30	0	**Schichtkäse**, 10 % F.i.Tr.
35	120	80	10	180	0,3	0,5	50	30	0,1	0,03	0,29	0,06	1,0	30	0	20 % F.i.Tr.
40	110	110	10	170	0,1	0,5	160	90	0,4	0,04	0,26	0,06	0,8	25	0	45 % F.i.Tr.

Der essbare Anteil von 100 g verzehrsfertiger Lebensmittel enthält:

	Portionsgröße	Energie			Eiweiß (Protein)	Fett					Kohlenhydrate				Wasser
	g	kcal	kJ	Dichte kcal/g	g	ges. g	GFS g	EUFS g	MUFS g	Chol. mg	ges. g	Monos./Dis. g	Polys. g	Ball. g	g
Käse															
Allgäuer Hartkäse	30	395	1650	4,0	27	32	19,7	9,5	1,3	85	0	0	0	0,0	37
Appenzeller, 50 % F.i.Tr.	30	386	1613	3,9	25	32	19,5	9,5	1,3	85	0	0	0	0,0	46
Blauschimmelkäse, 50 % F.i.Tr.	30	357	1492	3,6	23	30	17,5	8,9	0,9	80	0	0	0	0,0	43
Doppelrahmstufe, 60 % F.i.Tr.	30	428	1789	4,3	19	39	24,0	11,5	1,6	100	0	0	0	0,0	37
Brie, 45 % F.i.Tr.	30	280	1170	2,8	21	22	13,0	6,5	0,9	50	0	0	0	0,0	54
Rahmstufe, 50 % F.i.Tr.	30	344	1437	3,4	23	28	17,7	7,7	0,8	70	0	0	0	0,0	45
Doppelrahmstufe, 60 % F.i.Tr.	30	366	1529	3,7	17	33	21,0	10,0	1,0	93	0	0	0	0,0	46
Butterkäse, 30 % F.i.Tr.	30	244	1020	2,4	26	15	9,0	4,6	0,6	40	0	0	0	0,0	52
50 % F.i.Tr.	30	344	1437	3,4	21	29	18,2	8,0	0,9	75	0	0	0	0,0	50
Camembert, 30 % F.i.Tr.	30	216	702	2,2	24	14	8,5	3,7	0,4	35	0	0	0	0,0	58
Fettstufe, 40 % F.i.Tr.	30	274	1145	2,7	22	20	12,2	5,6	0,6	55	0	0	0	0,0	51
Vollfettstufe, 45 % F.i.Tr.	30	285	1191	2,9	21	22	13,3	6,1	0,7	60	0	0	0	0,0	52
Doppelrahmstufe, 60 % F.i.Tr.	30	377	1575	3,8	18	34	21,5	9,3	1,0	90	0	0	0	0,0	46
Doppelrahmstufe, 70 % F.i.Tr.	30	413	1726	4,1	13	40	24,4	12,0	1,6	105	0	0	0	0,0	44
Cheddar, 50 % F.i.Tr	30	388	1622	3,9	25	32	19,4	7,5	0,8	85	0	0	0	0,0	36
Edamer, 30 % F.i.Tr.	30	251	1048	2,5	26	16	9,7	4,4	0,4	40	0	0	0	0,0	49
Fettstufe, 40 % F.i.Tr.	30	315	1316	3,2	26	23	14,0	6,5	0,8	60	0	0	0	0,0	44
Vollfettstufe, 45 % F.i.Tr.	30	354	1479	3,5	25	28	16,4	8,0	1,0	75	0	0	0	0,0	41
Emmentaler, 45 % F.i.Tr.	30	382	1596	3,8	29	30	19,2	7,1	1,1	85	0	0	0	0,0	35
Geheimratskäse, 55 % F.i.Tr.	30	380	1588	3,8	21	33	20	9,5	1,2	87	0	0	0	0,0	42
Gorgonzola, 55 % F.i.Tr.	30	360	1505	3,6	19	31	19,7	7,8	0,9	85	0	0	0	0,0	45
Gouda, 40 % F.i.Tr.	30	299	1249	3,0	24	22	13,0	6,5	0,9	58	0	0	0	0,0	48
Vollfettstufe, 45 % F.i.Tr.	30	329	1375	3,3	24	26	16,0	7,6	1,0	68	0	0	0	0,0	46
Rahmstufe, 50 % F.i.Tr.	30	355	1483	3,6	22	30	18,5	8,5	1,2	80	0	0	0	0,0	44
Greyerzer, 45 % F.i.Tr.	30	412	1722	4,1	30	32	17,1	9,3	1,7	85	0	0	0	0,0	33
Jarlsberg, 45 % F.i.Tr.	30	349	1458	3,5	27	27	16,5	8,0	1,1	72	0	0	0	0,0	42

Der essbare Anteil von 100 g verzehrsfertiger Lebensmittel enthält:

Mineralstoffe							Vitamine									
Na mg	K mg	Ca mg	Mg mg	P mg	Fe mg	Zn mg	Ret. µg	Caro. µg	E mg	B_1 mg	B_2 mg	B_6 mg	B_{12} µg	Fol. µg	C mg	
																Käse
400	90	900	40	600	0,3	4,5	350	190	0,9	0,05	0,34	0,09	2,0	40	0	**Allgäuer Hartkäse**
620	80	750	30	540	0,3	4,0	130	70	0,4	0,04	0,44	0,07	1,0	15	0	**Appenzeller**, 50 % F.i.Tr.
800	130	525	40	360	0,2	4,0	260	180	0,8	0,04	0,50	0,18	0,6	40	0	**Blauschimmelkäse**, 50 % F.i.Tr.
800	100	600	50	400	0,2	3,0	430	230	1,2	0,04	0,40	0,12	0,6	45	0	Doppelrahm, 60 % F.i.Tr.
700	150	350	20	200	0,3	3,0	120	90	0,5	0,04	0,52	0,15	1,8	80	0	**Brie**, 45 % F.i.Tr.
650	150	400	20	190	0,5	3,0	140	100	0,8	0,05	0,34	0,23	1,7	65	0	Rahmstufe, 50 % F.i.Tr.
700	120	380	16	200	0,3	2,6	370	200	1,0	0,04	0,40	0,12	1,8	60	0	Doppelrahmstufe, 60 % F.i.Tr.
800	100	800	40	500	0,4	4,0	170	90	0,5	0,04	0,35	0,06	2,0	18	0	**Butterkäse**, 30 % F.i.Tr.
865	80	700	55	420	0,5	4,0	280	160	0,8	0,04	0,25	0,06	2,0	18	0	50 % F.i.Tr.
670	120	600	20	600	0,2	3,4	200	100	0,3	0,05	0,67	0,28	3,1	65	0	**Camembert**, 30 % F.i.Tr.
670	120	615	20	350	0,2	3,3	300	170	0,4	0,05	0,65	0,27	3,0	55	0	Fettstufe, 40 % F.i.Tr.
670	110	570	17	350	0,2	3,1	330	190	0,5	0,05	0,60	0,25	2,8	45	0	Vollfettstufe, 45 % F.i.Tr.
710	95	500	15	310	0,1	2,6	500	290	0,8	0,04	0,37	0,20	2,4	40	0	Doppelrahmstufe, 60 % F.i.Tr.
700	100	450	15	200	0,2	2,0	440	240	1,2	0,04	0,35	0,10	1,2	50	0	Doppelrahmstufe, 70 % F.i.Tr.
675	100	700	30	470	0,5	3,8	390	300	1,0	0,04	0,45	0,06	1,0	19	0	**Cheddar**, 50 % F.i.Tr.
510	95	800	35	570	0,3	5,0	160	40	0,4	0,06	0,35	0,06	2,0	20	0	**Edamer**, 30 % F.i.Tr.
500	105	800	30	500	0,3	4,9	230	60	0,4	0,05	0,37	0,07	1,9	20	0	Fettstufe, 40 % F.i.Tr.
500	65	680	30	400	0,3	4,5	280	75	0,4	0,06	0,35	0,07	2,1	20	0	Vollfettstufe, 45 % F.i.Tr.
300	95	1000	30	620	0,3	4,6	270	120	0,5	0,05	0,27	0,12	3,0	9	0	**Emmentaler**, 45 % F.i.Tr.
700	100	650	34	450	0,4	3,5	360	200	1,0	0,04	0,30	0,06	2,0	28	0	**Geheimratskäse**, 55 % F.i.Tr.
610	120	600	35	360	0,3	3,0	270	190	0,8	0,05	0,43	0,11	1,2	30	0	**Gorgonzola**, 55 % F.i.Tr.
510	90	820	40	550	0,3	4,0	250	130	0,7	0,04	0,30	0,07	1,9	25	1	**Gouda**, 40 % F.i.Tr.
520	75	820	30	440	0,5	3,9	260	150	0,8	0,03	0,20	0,08	1,9	21	1	Vollfettstufe, 45 % F.i.Tr.
600	80	700	33	500	0,3	3,6	330	180	0,9	0,04	0,30	0,06	1,8	20	0	Rahmstufe, 50 % F.i.Tr.
600	85	900	35	580	0,3	4,0	330	180	0,9	0,02	0,30	0,13	2,0	10	0	**Greyerzer**, 45 % F.i.Tr.
600	120	800	40	530	0,4	4,0	300	160	0,8	0,02	0,37	0,06	2,0	20	0	**Jarlsberg**, 45 % F.i.Tr.

Der essbare Anteil von 100 g verzehrsfertiger Lebensmittel enthält:

	Portionsgröße	Energie			Eiweiß (Protein)	Fett					Kohlenhydrate				Wasser
				Dichte		ges.	GFS	EUFS	MUFS	Chol.	ges.	Monos./Dis.	Polys.	Ball.	
	g	kcal	kJ	kcal/g	g	g	g	g	g	mg	g	g	g	g	g
Käsepastete mit Walnuss	30	316	1320	3,2	12	28	17,5	8,2	1,0	74	3	0	0	0,0	51
Limburger, 40 % F.i.Tr.	30	267	1116	2,7	22	20	13,0	5,9	0,4	53	0	0	0	0,0	51
Maasdamer, 45 % F.i.Tr.	30	356	1488	3,6	26	28	17,0	8,2	1,0	74	0	0	0	0,0	42
Münsterkäse, 45 % F.i.Tr.	30	321	1342	3,2	21	26	18,0	6,4	0,6	69	0	0	0	0,0	49
Pamesello, 35 % F.i.Tr.	30	445	1860	4,5	46	29	18,0	8,5	1,1	77	0	0	0	0,0	16
Parmesan	20 (1 EL)	375	1567	3,8	36	26	15,8	7,0	0,6	70	0	0	0	0,0	29
Provolone, 50 % F.i.Tr.	30	365	1526	3,7	26	29	17,7	7,7	0,8	40	0	0	0	0,0	39
Raclettekäse, 48 % F.i.Tr.	30	343	1434	3,4	23	28	17,0	8,2	1,0	65	0	0	0	0,0	45
Romadur, 40 % F.i.Tr.	30	274	1145	2,7	23	20	12,0	5,8	0,7	50	0	0	0	0,0	51
Roquefortkäse, 52 % F.i.Tr.	30	378	1580	3,8	22	31	19,0	8,2	1,3	75	0	0	0	0,0	39
Sauermilchkäse (Harzer)	30	126	526	1,3	30	1	0,4	0,2	+	3	0	0	0	0,0	64
Schafskäse (Feta), 45 % F.i.Tr.	30	238	995	2,4	17	18	13,0	4,0	0,6	50	+	+	0	0,0	59
Scheiblettenkäse, 20 % F.i.Tr.	30	209	873	2,1	22	11	6,9	3,0	0,4	30	+	+	0	0,0	57
45 % F.i.Tr.	30	298	1245	3,0	20	24	14,5	7,0	0,9	64	+	+	0	0,0	51
Schmelzkäse, 30 % F.i.Tr.	30	219	915	2,2	15	14	8,5	4,0	0,5	37	9	0	0	0,0	57
Vollfettstufe, 45 % F.i.Tr.	30	296	1237	3,0	20	24	15,0	7,0	0,9	64	0	0	0	0,0	51
mit Pilzen, 30 % F.i.Tr.	30	213	890	2,1	15	14	8,5	4,0	0,5	35	8	0	0	0,0	57
mit Schinken, 30 % F.i.Tr.	30	206	861	2,1	15	14	9,0	4,0	0,5	35	5	0	0	0,0	60
Stilton, blue	30	410	1714	4,1	23	36	22,2	10,3	1,0	95	0	0	0	0,0	38
Tilsiter, 30 % F.i.Tr.	30	270	1128	2,7	29	17	11,3	4,0	0,6	45	0	0	0	0,0	46
Fettstufe, 40 % F.i.Tr.	30	301	1258	3,0	25	22	14,4	5,6	0,8	58	0	0	0	0,0	48
Vollfettstufe, 45 % F.i.Tr.	30	354	1479	3,5	26	28	17,8	6,5	1,0	75	0	0	0	0,0	46
Tomme de Savoie, 40 % F.i.Tr.	30	297	1241	3,0	24	22	14,1	6,3	0,6	58	0	0	0	0,0	47
Weinkäse, 20 % F.i.Tr.	30	196	819	2,0	28	9	5,8	2,5	0,3	24	0	0	0	0,0	59
Weißlacker (Bierkäse) 45 % F.i.Tr.	30	290	1212	2,9	21	23	14,5	6,7	0,7	72	0	0	0	0,0	50
Ziegenkäse, Schnittkäse	30	368	1540	3,7	28	27	17,3	7,2	0,5	45	0	0	0	0,0	42
Weichkäse	30	280	1170	2,8	21	22	14,0	6,0	0,5	35	0	0	0	0,0	54

Mineralstoffe							Vitamine									
Na mg	K mg	Ca mg	Mg mg	P mg	Fe mg	Zn mg	Ret. µg	Caro. µg	E mg	B_1 mg	B_2 mg	B_6 mg	B_{12} µg	Fol. µg	C mg	
1200	160	400	30	600	1,0	3,0	310	170	0,8	0,07	0,37	0,07	2,0	18	0	**Käsepastete** mit Walnuss
710	130	530	20	255	0,6	2,1	380	200	0,6	0,05	0,35	0,09	2,0	60	0	**Limburger**, 40 % F.i.Tr.
600	100	750	40	500	0,3	4,0	300	170	0,8	0,04	0,35	0,06	2,0	30	0	**Maasdamer**, 45 % F.i.Tr.
1000	135	310	27	240	0,4	2,8	340	140	0,7	0,01	0,32	0,06	1,4	12	0	**Münsterkäse**, 45 % F.i.Tr.
1400	100	1600	50	1100	0,7	4,3	320	180	0,9	0,03	0,60	0,12	2,3	8	0	**Pamesello**, 35 % F.i.Tr.
705	130	1100	40	700	1,0	3,0	340	110	0,6	0,02	0,62	0,10	2,0	20	0	**Parmesan**
1300	135	880	30	575	0,5	3,9	350	180	0,8	0,02	0,32	0,10	2,0	30	0	**Provolone**, 50 % F.i.Tr.
600	100	750	35	500	0,3	3,7	310	170	0,8	0,04	0,30	0,06	2,0	33	0	**Raclettekäse**, 48 % F.i.Tr.
700	120	400	25	325	0,3	2,0	220	120	0,6	0,05	0,35	0,10	2,0	50	0	**Romadur**, 40 % F.i.Tr.
1500	90	660	30	400	0,6	2,5	310	50	0,6	0,04	0,59	0,12	0,6	50	0	**Roquefortkäse**, 52 % F.i.Tr.
800	105	125	15	266	0,3	2,0	10	10	0,0	0,03	0,35	0,03	2,0	3	0	**Sauermilchkäse** (Harzer)
1300	150	430	20	340	0,6	2,9	210	110	0,6	0,04	0,30	0,10	1,5	30	0	**Schafskäse** (Feta), 45 % F.i.Tr.
1200	200	700	30	1200	0,9	3,0	120	70	0,3	0,03	0,38	0,07	2,0	18	0	**Scheiblettenkäse**, 20 % F.i.Tr.
1300	150	600	30	800	0,9	3,0	260	140	0,7	0,03	0,38	0,07	2,0	18	0	45 % F.i.Tr.
1200	65	550	30	950	0,9	3,0	150	80	0,4	0,03	0,38	0,07	0,3	4	0	**Schmelzkäse**, 30 % F.i.Tr.
1300	65	550	30	950	1,0	3,0	300	140	0,7	0,03	0,38	0,07	0,3	3	0	Vollfettstufe, 45 % F.i.Tr.
1200	200	700	30	1200	0,9	3,0	150	80	0,4	0,03	0,38	0,07	2,0	3	0	mit Pilzen, 30 % F.i.Tr.
1100	200	600	30	900	0,9	3,0	150	80	0,4	0,03	0,38	0,07	2,0	3	0	mit Schinken, 30 % F.i.Tr.
930	130	320	20	310	0,3	2,5	355	185	0,9	0,03	0,43	0,16	1,0	77	0	**Stilton**, blue
570	70	990	35	580	0,5	4,0	75	50	0,5	0,07	0,40	0,06	2,5	34	+	**Tilsiter**, 30 % F.i.Tr.
550	100	800	40	600	0,5	4,0	250	130	0,7	0,04	0,35	0,06	2,0	30	+	Fettstufe, 40 % F.i.Tr.
550	60	850	30	510	0,1	3,7	120	100	0,6	0,06	0,36	0,06	2,2	30	+	Vollfettstufe, 45 % F.i.Tr.
600	100	800	40	550	0,3	4,0	250	130	0,7	0,04	0,35	0,06	2,0	30	0	**Tomme de Savoie**, 40 % F.i.Tr.
1100	200	460	25	400	0,4	3,9	100	60	0,3	0,05	0,60	0,20	2,4	10	0	**Weinkäse**, 20 % F.i.Tr.
1400	100	400	30	300	0,4	3,0	250	140	0,7	0,05	0,35	0,06	2,0	18	0	**Weißlacker** (Bierkäse), 45 % F.i.Tr.
600	290	500	32	500	0,5	4,0	310	20	0,7	0,06	0,60	0,25	3,5	10	0	**Ziegenkäse**, Schnittkäse
800	230	430	25	400	0,4	3,0	250	10	0,6	0,05	0,50	0,20	2,8	8	0	Weichkäse

Der essbare Anteil von 100 g verzehrsfertiger Lebensmittel enthält:

FLEISCH, FLEISCHPRODUKTE, EIER

Fleisch

	Portionsgröße g	Energie kcal	Energie kJ	Energie Dichte kcal/g	Eiweiß (Protein) g	Fett ges. g	Fett GFS g	Fett EUFS g	Fett MUFS g	Fett Chol. mg	Kohlenhydrate ges. g	Kohlenhydrate Monos./Dis. g	Kohlenhydrate Polys. g	Kohlenhydrate Ball. g	Wasser g
Hasenfleisch	125	113	472	1,1	22	3	1,0	0,5	0,8	65	0	0	0	0,0	73
Hirschfleisch	125	112	468	1,1	21	3	1,5	1,4	0,1	65	0	0	0	0,0	74
Kalbfleisch, mager	125	92	384	0,9	21	1	0,3	0,2	0,2	70	0	0	0	0,0	76
Brust	125	131	549	1,3	19	6	2,5	2,4	1,1	70	0	0	0	0,0	74
Rücken	125	107	447	1,1	21	3	1,1	1,1	0,1	70	0	0	0	0,0	74
Bries	100	99	413	1,0	17	3	1,6	1,2	0,2	290	0	0	0	0,0	77
Leber	125	130	543	1,3	19	4	1,6	0,9	1,4	230	4	0	4	0,0	71
Kaninchenfleisch	125	152	636	1,5	21	8	2,6	1,2	2,3	83	0	0	0	0,0	69
Lammfleisch, Brust	125	381	1592	3,8	12	37	15,7	17,2	2,5	75	0	0	0	0,0	48
Keule	125	234	978	2,3	18	18	7,7	8,4	1,2	65	0	0	0	0,0	64
Kotelett	125	348	1454	3,5	15	32	13,6	14,9	2,2	70	0	0	0	0,0	52
Leber	125	128	535	1,3	21	4	1,9	1,0	0,7	320	2	0	0	0,0	70
Rücken	125	194	810	1,9	19	13	5,6	6,0	0,9	65	0	0	0	0,0	66
Rehfleisch, Keule	125	97	405	1,0	21	1	0,6	0,4	0,1	60	0	0	0	0,0	75
Rücken	125	122	509	1,2	22	4	1,6	1,5	0,4	65	0	0	0	0,0	72
Pferdefleisch	125	108	451	1,1	21	3	1,0	1,1	0,4	60	+	0	+	0,0	75
Rindfleisch, mager	125	107	447	1,1	22	2	0,8	0,9	0,1	50	0	0	0	0,0	75
mittelfett	125	155	647	1,6	21	8	3,6	3,7	0,3	60	0	0	0	0,0	69
Filet	125	121	505	1,2	21	4	1,7	1,9	0,3	50	0	0	0	0,0	73
Hackfleisch	100	161	673	1,6	20	9	4,1	4,2	0,3	60	0	0	0	0,0	70
Hochrippe	125	155	647	1,6	21	8	3,6	3,7	0,3	47	0	0	0	0,0	69
Roastbeef	125	130	543	1,3	22	4	1,7	1,8	0,2	50	0	0	0	0,0	72
Tatar (Schabefleisch)	100	111	463	1,1	22	3	1,1	1,2	0,2	50	0	0	0	0,0	74
Leber	125	128	535	1,3	20	3	1,1	0,8	0,7	260	5	0	5	0,0	69

Mineralstoffe							Vitamine									
Na mg	K mg	Ca mg	Mg mg	P mg	Fe mg	Zn mg	Ret. µg	Caro. µg	E mg	B_1 mg	B_2 mg	B_6 mg	B_{12} µg	Fol. µg	C mg	
																FLEISCH, FLEISCHPRODUKTE, EIER
																Fleisch
45	275	14	24	210	2,7	2,1	+	0	0,1	0,09	0,06	0,30	1,0	5	0	**Hasenfleisch**
60	305	10	21	200	2,3	3,2	5	0	0,1	0,23	0,25	0,50	5,8	5	0	**Hirschfleisch**
95	360	13	16	200	2,1	3,0	+	0	+	0,14	0,27	0,40	2,0	5	0	**Kalbfleisch**, mager
95	330	10	15	190	1,9	2,8	+	0	+	0,14	0,24	0,37	1,9	4	0	Brust
90	370	13	16	195	2,1	2,3	+	0	+	0,14	0,26	0,40	1,6	5	0	Rücken
85	385	1	20	120	2,0	1,9	18	0	0,2	0,10	0,17	0,03	6,0	15	56	Bries
90	320	9	20	310	7,9	8,5	28000	•	0,2	0,28	2,60	0,17	60,0	240	35	Leber
45	380	15	30	225	3,5	1,4	+	0	0,1	0,11	0,07	0,30	10,0	5	0	**Kaninchenfleisch**
90	295	9	20	155	2,3	3,5	+	0	0,4	0,14	0,19	0,25	3,0	3	0	**Lammfleisch**, Brust
80	380	10	25	215	2,5	3,7	+	0	0,4	0,16	0,22	0,29	3,0	3	0	Keule
90	345	9	20	140	2,2	3,1	+	0	0,2	0,14	0,19	0,25	3,0	3	0	Kotelett
95	280	4	20	365	12,0	4,4	9500	•	•	0,36	3,30	0,37	35,0	280	30	Leber
75	295	9	20	140	2,0	3,3	+	0	0,4	0,16	0,23	0,25	3,0	3	0	Rücken
60	310	5	30	220	3,0	0,3	+	0	0,7	0,22	0,25	0,28	4,5	5	0	**Rehfleisch**, Keule
85	340	25	30	220	3,0	0,3	+	0	0,8	0,20	0,25	0,26	4,0	5	0	Rücken
45	330	13	23	185	4,7	2,9	20	0	0,2	0,11	0,15	0,50	3,0	5	+	**Pferdefleisch**
65	355	5	23	195	2,1	4,2	20	0	0,5	0,23	0,26	0,19	5,0	3	0	**Rindfleisch**, mager
50	315	5	20	150	1,9	4,8	15	0	0,5	0,18	0,22	0,15	3,8	3	0	mittelfett
40	340	3	22	165	2,3	4,4	20	0	0,5	0,10	0,13	0,50	2,0	10	0	Filet
70	300	10	15	160	2,5	3,5	12	0	0,6	0,16	0,16	0,30	1,5	5	0	Hackfleisch
50	315	4	20	150	1,9	3,6	15	0	0,5	0,08	0,15	0,35	2,0	8	0	Hochrippe
55	355	3	23	155	2,0	4,1	15	0	0,5	0,09	0,16	0,18	5,0	3	0	Roastbeef
40	390	10	20	190	3,0	4,2	5	0	0,4	0,18	0,20	0,20	2,0	5	0	Tatar (Schabefleisch)
115	290	7	17	360	7,0	4,8	18000	•	0,7	0,30	2,90	0,70	65,0	590	30	Leber

Der essbare Anteil von 100 g verzehrsfertiger Lebensmittel enthält:

	Portionsgröße g	Energie kcal	Energie kJ	Dichte kcal/g	Eiweiß (Protein) g	Fett ges. g	Fett GFS g	Fett EUFS g	Fett MUFS g	Chol. mg	Kohlenhydrate ges. g	Kohlenhydrate Monos./Dis. g	Kohlenhydrate Polys. g	Ball. g	Wasser g
Rind, Niere	125	113	472	1,1	17	5	3,4	1,3	0,1	340	0	0	0	0,0	76
Zunge	125	207	865	2,1	16	16	5,4	6,9	1,2	100	0	0	0	0,0	66
Rind/Schwein-Hackfleisch	125	170	710	1,7	20	10	4,0	4,3	1,0	60	0	0	0	0,0	69
Schweinefleisch, mager	125	109	455	1,1	22	2	0,9	1,0	0,2	50	0	0	0	0,0	74
mittelfett	125	168	703	1,7	20	10	4,2	4,5	0,6	60	0	0	0	0,0	69
Bauch	125	261	1090	2,6	18	21	9,2	9,7	1,2	60	0	0	0	0,0	60
Filet	125	106	443	1,1	22	2	0,7	0,8	0,3	55	0	0	0	0,0	74
Hackfleisch	100	179	747	1,8	20	11	4,5	5,0	0,8	60	0	0	0	0,0	67
Kotelett	125	133	555	1,3	22	5	2,0	2,5	0,5	55	0	0	0	0,0	72
Schnitzel	125	106	443	1,1	22	2	0,7	0,8	0,3	50	0	0	0	0,0	74
Speck	50	810	3385	8,1	3	89	38,6	40,1	5,3	60	0	0	0	0,0	7
Leber	125	131	548	1,3	21	5	1,6	1,1	1,2	370	+	0	+	0,0	71
Niere	125	101	422	1,0	17	4	1,5	0,6	0,8	405	0	0	0	0,0	77
Wildschweinfleisch	125	108	451	1,1	20	3	1,2	1,6	0,3	65	0	0	0	0,0	74
Ziegenfleisch	125	149	623	1,5	20	8	3,6	3,4	0,4	75	0	0	0	0,0	70
Geflügelfleisch															
Ente, Fleisch mit Haut	125	227	949	2,3	18	17	4,6	9,3	2,1	80	0	0	0	0,0	63
Brust	125	121	506	1,2	20	5	1,3	2,6	0,6	100	0	0	0	0,0	75
Leber	50	131	548	1,3	19	5	1,5	1,0	0,9	515	3	0	3	0,0	72
Fasan, Fleisch mit Haut	125	154	644	1,5	24	7	2,2	3,3	0,8	50	0	0	0	0,0	63
Gans, Fleisch mit Haut	125	342	1430	3,4	16	31	8,3	16,0	3,0	86	0	0	0	0,0	52
Keule	125	157	656	1,6	22	8	2,2	3,5	0,8	70	0	0	0	0,0	68
Huhn, Fleisch mit Haut	125	166	694	1,7	20	10	3,0	3,2	2,5	100	0	0	0	0,0	69
Brust, mit Haut	125	145	606	1,5	22	6	1,9	2,2	1,5	66	0	0	0	0,0	70
Flügel, mit Haut	125	210	877	2,1	16	16	4,3	5,8	3,5	77	0	0	0	0,0	66
Leber	50	136	568	1,4	22	5	1,8	1,5	1,1	490	1	0	1	0,0	70
Schenkel, mit Haut	125	173	723	1,7	18	11	3,7	3,2	2,6	85	0	0	0	0,0	69

Mineralstoffe							Vitamine									
Na mg	K mg	Ca mg	Mg mg	P mg	Fe mg	Zn mg	Ret. µg	Caro. µg	E mg	B_1 mg	B_2 mg	B_6 mg	B_{12} µg	Fol. µg	C mg	
235	245	11	20	250	9,5	2,1	330	0	0,3	0,30	2,26	0,39	33,0	170	11	**Rind**, Niere
100	255	9	10	230	3,0	3,5	4	0	0,3	0,14	0,29	0,13	5,0	7	0	Zunge
60	200	20	30	190	2,4	2,7	20	0	0,5	0,10	0,15	0,36	2,0	7	0	**Rind/Schwein-Hackfleisch**
70	290	9	21	170	1,5	1,9	6	0	0,4	0,80	0,19	0,39	1,0	9	0	**Schweinefleisch**, mager
60	380	5	25	190	1,4	2,3	5	0	0,3	0,80	0,22	0,47	2,0	3	0	mittelfett
60	155	1	19	55	0,9	1,2	4	0	0,3	0,70	0,18	0,40	1,0	2	0	Bauch
75	350	2	26	175	1,5	1,9	6	0	0,4	0,90	0,23	0,56	2,0	3	0	Filet
40	390	9	21	190	3,0	2,0	5	0	0,2	0,80	0,20	0,40	2,0	3	0	Hackfleisch
65	315	11	24	150	1,8	1,4	9	0	0,3	0,82	0,20	0,55	2,0	2	0	Kotelett
60	375	5	25	185	1,7	2,6	6	0	0,2	0,80	0,19	0,39	1,0	3	0	Schnitzel
11	65	1	3	30	0,2	0,4	+	0	0,7	0,08	0,05	0,08	0,2	2	0	Speck
80	350	10	21	360	15,8	6,4	36000	•	0,6	0,31	3,17	0,60	39,0	136	23	Leber
170	240	7	18	260	10,0	2,7	60	0	0,4	0,34	1,80	0,55	15,0	93	16	Niere
95	360	10	22	165	1,8	2,3	8	0	0,2	0,10	0,20	0,40	1,0	5	0	**Wildschweinfleisch**
50	300	10	20	190	2,0	3,0	35	0	1,0	0,15	0,28	0,30	3,0	5	0	**Ziegenfleisch**
																Geflügelfleisch
40	270	14	22	195	2,5	1,8	50	0	0,5	0,30	0,23	0,33	1,8	8	0	**Ente**, Fleisch mit Haut
110	290	12	20	200	2,4	1,9	30	0	0,1	0,35	0,45	0,34	3,0	25	0	Brust
140	240	11	24	270	30,0	3,1	12000	0	0,4	0,56	0,89	0,76	50,0	700	4	Leber
32	315	18	26	245	2,0	1,3	25	0	0,2	0,09	0,13	0,66	0,8	10	0	**Fasan**, Fleisch mit Haut
85	420	12	23	180	1,9	1,3	65	0	0,8	0,12	0,26	0,58	0,8	4	0	**Gans**, Fleisch mit Haut
90	420	12	25	230	2,0	1,3	30	0	0,5	0,10	0,24	0,58	1,9	5	0	Keule
83	360	12	37	200	0,7	1,0	39	0	0,7	0,08	0,16	0,50	0,4	12	2	**Huhn**, Fleisch mit Haut
66	265	14	35	210	1,1	0,7	25	0	0,3	0,07	0,09	0,53	0,4	9	0	Brust, mit Haut
70	150	12	25	120	1,0	1,3	35	0	0,1	0,05	0,15	0,25	0,3	5	0	Flügel, mit Haut
70	220	20	13	240	7,4	3,2	34000	0	0,4	0,32	2,50	0,80	25,0	380	28	Leber
95	250	15	30	190	1,8	3,1	30	0	0,2	0,10	0,24	0,30	0,3	28	0	Schenkel, mit Haut

Der essbare Anteil von 100 g verzehrsfertiger Lebensmittel enthält:

	Portions-größe	Energie			Eiweiß (Protein)	Fett					Kohlenhydrate				Wasser
				Dichte		ges.	GFS	EUFS	MUFS	Chol.	ges.	Monos./Dis.	Polys.	Ball.	
	g	kcal	kJ	kcal/g	g	g	g	g	g	mg	g	g	g	g	g
Huhn, Suppenhuhn	125	257	1074	2,6	18	20	6,5	7,7	5,6	75	0	0	0	0,0	60
Perlhuhn	125	151	631	1,5	23	6	1,9	2,6	0,9	75	0	0	0	0,0	68
Pute, Fleisch mit Haut	125	151	631	1,5	22	7	2,1	2,8	1,5	75	0	0	0	0,0	69
Brust	125	105	439	1,1	24	1	0,3	0,2	0,3	60	0	0	0	0,0	73
Keule	125	114	477	1,1	20	4	1,2	0,8	1,2	75	0	0	0	0,0	74
Leber	100	133	556	1,3	21	5	1,8	1,3	1,2	500	1	0	1	0,0	72
Straußenfleisch	125	110	460	1,1	22	2	0,6	0,6	0,4	66	0	0	0	0,0	75
Taube, Fleisch mit Haut	125	169	706	1,7	21	10	2,8	3,8	1,2	110	0	0	0	0,0	68
Wachtel, Fleisch mit Haut	125	110	460	1,1	22	2	0,8	0,6	0,5	44	0	0	0	0,0	75
Wildente	125	133	556	1,3	12	9	2,3	4,6	1,0	80	0	0	0	0,0	77
Fleischgerichte															
Bockwurst	125	275	1151	2,8	13	24	10,1	11,1	1,0	65	+	0	0	0,1	59
Bratwurst, fein	150	296	1237	3,0	13	27	11,5	12,2	1,1	65	+	0	0	0,1	57
grob	150	290	1213	2,9	18	24	10,3	11,0	1,0	65	+	0	0	0,1	55
Brühwürstchen	100	283	1183	2,8	12	26	11,0	11,8	1,0	65	+	0	+	0,1	59
Currywurst	150	288	1203	2,9	19	24	10,1	10,8	0,9	65	Sp	0	0	0,1	53
Fleischkäse, gebraten	150	268	1120	2,7	14	23	10,0	10,6	1,0	65	+	0	0	0,1	59
Frankfurter Rindswurst	150	246	1028	2,5	15	20	8,7	9,3	0,9	63	+	0	0	0,1	61
Frankfurter Würstchen	100 (1 Paar)	270	1128	2,7	12	24	10,5	11,3	1,0	65	+	0	0	0,1	58
Frikadelle	125	182	760	1,8	18	10	4,2	4,5	0,4	64	6	0	6	0,2	64
Gänseleberpastete	50	460	1923	4,6	11	44	14,4	25,6	0,8	150	5	0	5	0,0	37
Hackbraten mit Sauce	250	114	477	1,1	10	6	2,6	2,8	0,3	45	5	0	5	0,2	77
Hähnchen, gegrillt	250	228	952	2,3	26	14	3,7	4,7	3,6	100	0	0	0	0,0	58
Keule, gebraten	100	241	1006	2,4	26	15	5,0	4,5	5,0	97	0	0	0	0,0	56
Schnitzel, paniert	125	202	844	2,0	25	8	2,6	3,0	2,1	56	7	0	7	0,2	58
Hähnchenteile, frittiert	100	259	1082	2,6	20	17	5,0	5,5	5,0	40	8	0	8	0,2	55

Mineralstoffe							Vitamine									
Na mg	K mg	Ca mg	Mg mg	P mg	Fe mg	Zn mg	Ret. µg	Caro. µg	E mg	B_1 mg	B_2 mg	B_6 mg	B_{12} µg	Fol. µg	C mg	
80	350	11	30	180	1,5	1,1	32	0	0,5	0,06	0,17	0,35	0,4	12	0	**Huhn**, Suppenhuhn
80	350	11	30	180	1,5	1,1	10	0	0,1	0,08	0,16	0,35	0,4	8	0	**Perlhuhn**
66	315	26	28	240	1,5	2,1	10	0	0,5	0,08	0,14	0,46	1,4	12	0	**Pute**, Fleisch mit Haut
46	330	13	20	200	1,0	1,8	1	0	0,2	0,05	0,08	0,45	0,5	7	0	Brust
85	280	14	17	200	2,0	2,4	5	0	0,3	0,09	0,18	0,30	3,0	10	0	Keule
70	250	5	15	280	12,0	2,3	21000	30	0,4	0,15	2,60	1,47	49,0	670	24	Leber
72	320	5	22	220	2,3	3,8	•	0	0,2	0,20	0,29	0,52	5,1	8	0	**Straußenfleisch**
110	410	16	34	400	1,5	1,7	8	0	0,5	0,10	0,28	0,82	0,4	8	0	**Taube**, Fleisch mit Haut
45	280	15	30	180	4,5	2,7	17	0	0,6	0,13	0,17	0,67	0,5	8	0	**Wachtel**, Fleisch mit Haut
60	250	15	20	170	4,1	0,8	80	0	0,7	0,35	0,27	0,53	0,6	8	0	**Wildente**
																Fleischgerichte
700	90	11	10	70	0,6	1,9	2	0	0,0	0,23	0,06	0,12	0,6	1	20	**Bockwurst**
950	300	24	22	480	2,7	3,4	3	0	0,8	0,19	0,24	0,36	1,5	5	20	**Bratwurst**, fein
525	165	15	16	145	1,0	2,3	8	0	0,2	0,28	0,15	0,14	3,4	4	5	grob
350	210	12	17	200	1,9	2,7	4	0	0,2	0,10	0,21	0,28	1,4	3	20	**Brühwürstchen**
1050	325	22	25	290	1,7	2,0	1	0	0,3	0,15	0,14	0,23	0,8	4	20	**Currywurst**
600	300	10	15	125	1,3	1,5	3	0	0,2	0,11	0,16	0,27	1,3	2	35	**Fleischkäse**, gebraten
950	305	16	21	430	2,2	3,2	4	0	0,2	0,07	0,17	0,28	1,4	4	20	**Frankfurter Rindswurst**
780	180	10	26	110	1,8	2,1	5	0	0,2	0,18	0,19	0,14	2,0	3	20	**Frankfurter Würstchen**
350	275	27	18	210	1,8	2,1	21	0	0,5	0,32	0,20	0,16	1,2	5	0	**Frikadelle**
700	140	70	13	200	10,0	3,5	5400	+	0,3	0,40	0,30	0,60	33	300	0	**Gänseleberpastete**
520	165	12	14	100	1,2	2,1	10	0	0,5	0,15	0,20	0,10	1,5	3	1	**Hackbraten mit Sauce**
120	370	20	40	200	1,0	1,1	26	0	0,9	0,08	0,22	0,34	0,4	7	0	**Hähnchen**, gegrillt
300	290	25	44	220	2,4	1,3	10	0	0,1	0,09	0,24	0,16	1,0	13	0	Keule, gebraten
220	405	25	40	200	2,0	0,9	10	0	0,3	0,08	0,14	0,35	0,4	8	0	Schnitzel, paniert
600	320	28	30	250	0,4	0,6	30	0	0,5	0,16	0,22	0,10	0,3	6	0	Hähnchenteile, frittiert

Der essbare Anteil von 100 g verzehrsfertiger Lebensmittel enthält:

	Portionsgröße	Energie			Eiweiß (Protein)	Fett					Kohlenhydrate				Wasser
	g	kcal	kJ	Dichte kcal/g	g	ges. g	GFS g	EUFS g	MUFS g	Chol. mg	ges. g	Monos./Dis. g	Polys. g	Ball. g	g
Kalbshaxe	250	148	620	1,5	20	8	3,3	3,6	0,4	72	0	0	0	0,0	70
Kalbsgeschnetzeltes	250	120	499	1,2	7	8	3,5	3,6	0,2	50	5	0	5	0,2	78
Kasseler, gepökelt	100	151	633	1,5	21	8	3,2	3,4	0,4	70	0	0	0	0,0	68
Leberkäse, gebraten	125	297	1241	3,0	12	28	11,8	12,6	1,4	65	+	0	+	0,1	57
Nürnberger Würstchen	150	281	1174	2,8	18	23	9,9	10,5	1,0	55	1	0	1	0,1	56
Putenschnitzel, natur	100	160	668	1,6	30	4	2,0	1,1	1,0	60	0	0	0	0,0	64
Rindergulasch mit Sauce	250	116	485	1,2	14	5	2,3	2,5	0,2	35	4	0	4	0,2	76
Rinderroulade mit Sauce	220	172	718	1,7	15	12	4,9	5,4	0,5	34	2		2	0,2	70
Rindersteak mit Kräuterbutter	125	328	1371	3,3	22	26	11,4	12,1	1,7	94	+	0	+	0,2	50
Rippchen, gekocht	150	265	1107	2,7	22	19	8,0	8,7	0,8	79	0	0	0	0,0	49
Rumpsteak, gebraten	125	245	1024	2,5	26	16	6,7	7,2	0,6	80	0	0	0	0,0	55
Schaschlik mit Sauce	250	203	848	2,0	9	18	3,8	8,1	5,8	35	2	1	1	0,5	69
Schweinebauch, gegrillt	100	403	1684	4,0	25	34	14,4	15,0	1,7	90	0	0	0	0,0	36
Schweinehaxe, gegrillt	250	137	571	1,4	14	8	3,6	4,0	0,4	70	0	0	0	0,0	75
Schweinekotelett, paniert	150	250	1045	2,5	24	14	6,0	6,4	1,0	55	7	0	7	0,2	53
Schweineschnitzel, natur	125	177	739	1,8	31	6	2,6	2,8	0,3	70	0	0	0	0,0	61
paniert	150	230	963	2,3	26	10	4,4	4,8	0,8	55	8	0	8	0,2	54
Weißwurst, Münchener	125	278	1161	2,8	11	26	9,0	10,8	2,8	70	+	0	+	0,1	60
Wiener Schnitzel	150	215	900	2,2	14	11	5,4	4,6	0,6	60	14	+	14	0,6	58
Wiener Würstchen	70 (1 Paar)	292	1220	2,9	12	26	10,0	12,0	3,0	60	+	0	+	0,1	58
Würstchen im Schlafrock	125	349	1458	3,5	12	27	11,0	13,2	1,5	80	14	0	14	0,5	45
Fleisch- und Wurstwaren															
Bierschinken	25	174	726	1,7	16	12	5,2	5,6	0,5	65	0	0	0	0,0	67
Bierwurst, bayrisch	25	232	968	2,3	16	19	8,0	8,6	0,8	75	0	0	0	0,0	62
Blutwurst/Rotwurst	25	309	1281	3,1	12	29	12,8	13,1	1,2	60	+	0	+	0,2	55
Breslauer/Lyoner	30	290	1212	2,9	12	27	11,6	12,6	1,1	53	+	0	0	0,0	58

Mineralstoffe							Vitamine									
Na mg	K mg	Ca mg	Mg mg	P mg	Fe mg	Zn mg	Ret. µg	Caro. µg	E mg	B_1 mg	B_2 mg	B_6 mg	B_{12} µg	Fol. µg	C mg	
400	360	14	11	240	3,6	2,9	+	0	+	0,10	0,20	0,30	1,4	3	0	**Kalbshaxe**
440	170	14	11	90	2,4	1,3	5	0	0,4	0,04	0,12	0,11	1,0	4	0	**Kalbsgeschnetzeltes**
960	325	6	20	160	2,5	3,2	5	0	0,3	0,56	0,14	0,33	1,5	6	0	**Kasseler**, gepökelt
600	265	24	23	170	2,6	2,1	512	0	0,2	0,05	0,15	0,29	2,6	7	20	**Leberkäse**, gebraten
620	140	14	13	240	1,7	2,5	10	0	0,2	0,30	0,21	0,26	2,0	8	20	**Nürnberger Würstchen**
165	400	10	22	250	1,0	2,3	1	0	0,1	0,08	0,13	0,35	1,0	5	0	**Putenschnitzel**, natur
575	210	16	10	180	1,2	2,5	5	1	0,5	0,04	0,44	0,22	0,6	7	0	**Rindergulasch** mit Sauce
335	270	20	18	140	2,1	1,9	5	1	0,5	0,05	0,55	0,16	0,7	5	0	**Rinderroulade** mit Sauce
285	255	25	18	170	2,7	3,0	61	1	1,3	0,12	0,17	0,30	1,4	4	0	**Rindersteak** mit Kräuterbutter
3000	270	30	28	170	1,7	2,5	4	0	0,1	0,71	0,22	0,42	2,0	3	0	**Rippchen**, gekocht
225	335	15	25	175	3,1	3,1	12	1	0,3	0,09	0,15	0,17	3,0	3	0	**Rumpsteak**, gebraten
500	175	15	22	90	1,4	1,7	9	0	1,0	0,30	0,33	0,09	0,9	5	15	**Schaschlik** mit Sauce
610	290	12	16	160	1,5	1,9	4	0	0,1	0,43	0,17	0,27	0,5	2	0	**Schweinebauch**, gegrillt
500	170	12	13	100	1,1	2,4	3	0	0,1	0,17	0,11	0,19	1,5	3	0	**Schweinehaxe**, gegrillt
205	370	18	30	180	2,1	2,0	30	0	1,0	0,70	0,18	0,45	0,8	2	0	**Schweinekotelett**, paniert
200	450	10	30	265	1,6	2,9	36	0	1,2	0,70	0,15	0,30	1,0	7	0	**Schweineschnitzel**, natur
210	430	10	32	230	1,4	2,1	36	0	1,2	0,60	0,12	0,30	0,8	5	0	paniert
620	125	25	22	460	2,1	3,1	2	3	0,2	0,04	0,13	0,33	1,6	4	20	**Weißwurst**, Münchener
120	185	30	15	125	1,5	2,0	10	0	0,6	0,07	0,17	0,20	0,9	3	0	**Wiener Schnitzel**
941	245	15	18	370	1,4	2,5	3	0	0,2	0,10	0,12	0,24	1,2	3	20	**Wiener Würstchen**
400	115	12	18	85	1,2	1,9	30	0	0,5	0,10	0,10	0,11	1,0	2	10	**Würstchen im Schlafrock**
																Fleisch- und Wurstwaren
750	260	15	18	150	1,5	1,8	5	0	0,2	0,18	0,20	0,30	2,0	2	20	**Bierschinken**
720	330	21	26	190	1,9	2,9	4	0	0,2	0,19	0,20	0,34	1,6	2	20	**Bierwurst**, bayrisch
680	40	7	8	22	6,4	1,9	6	0	0,1	0,07	0,13	0,10	0,8	2	0	**Blutwurst**/Rotwurst
840	180	14	14	330	1,0	1,2	3	0	0,4	0,20	0,10	0,19	0,9	2	20	**Breslauer**/Lyoner

Der essbare Anteil von 100 g verzehrsfertiger Lebensmittel enthält:

	Portionsgröße	Energie			Eiweiß (Protein)	Fett					Kohlenhydrate				Wasser
				Dichte		ges.	GFS	EUFS	MUFS	Chol.	ges.	Monos./Dis.	Polys.	Ball.	
	g	kcal	kJ	kcal/g	g	g	g	g	g	mg	g	g	g	g	g
Cabanossi	30	425	1778	4,3	22	37	16,1	17,2	1,6	95	+	0	0	0,2	34
Cervelatwurst	25	375	1568	3,8	22	32	13,7	14,7	1,4	80	0	0	0	0,1	43
Corned Beef	30	141	591	1,4	22	6	2,6	2,8	0,2	70	0	0	0	0,0	69
Fleischwurst/Stadtwurst	30	283	1182	2,8	12	26	11,2	12,1	1,1	65	+	0	0	0,1	59
Geflügelwurst	25	246	1030	2,5	20	18	5,5	9,0	2,5	85	+	+	0	0,1	55
Gelbwurst	25	288	1203	2,9	11	27	11,6	12,5	1,1	75	+	0	0	0,0	59
Jagdwurst	25	224	936	2,2	16	18	7,5	8,4	2,2	80	+	0	0	0,1	63
Kasseler Aufschnitt	30	204	853	2,0	28	10	4,3	4,6	0,6	75	0	0	0	0,0	58
Knoblauchwurst, gebrüht	25	270	1128	2,7	16	23	10,0	10,6	1,0	85	0	0	0	0,0	58
Lachsschinken	20	245	1026	2,5	35	12	5,0	5,3	0,5	95	0	0	0	0,0	50
Landjäger	30	472	1974	4,7	22	42	18,0	19,4	0,5	110	0	0	0	0,0	31
Leberpastete	30	318	1329	3,2	14	29	11,0	13,3	1,7	140	1	+	0	0,2	54
Leberwurst, fein	30	358	1496	3,6	13	34	14,4	15,8	2,4	205	0	0	0	0,1	49
grob	30	326	1362	3,3	16	29	11,4	13,4	1,9	225	0	0	0	0,1	51
Bauernleberwurst	30	299	1249	3,0	13	27	10,5	11,0	1,6	140	0	0	0	0,0	57
Kalbsleberwurst	30	335	1400	3,4	14	31	12,0	14,3	1,9	170	0	0	0	0,0	52
Mettwurst, luftgetrocknet	30	354	1478	3,5	23	28	12,2	13,0	1,2	95	0	0	0	0,0	45
grob	30	326	1363	3,3	19	27	11,6	12,3	1,1	100	0	0	0	0,1	49
streichfähig	30	377	1576	3,8	15	34	14,0	16,0	1,5	90	0	0	0	0,0	47
Mortadella	25	345	1442	3,5	12	33	14,0	15,0	1,5	90	0	0	0	0,0	52
Pfälzer Saumagen	30	212	886	2,1	10	16	7,0	7,3	0,7	40	6	0	6	1,0	63
Plockwurst	30	319	1333	3,2	20	26	11,3	12,0	1,2	110	0	0	0	0,0	48
Putenbrust, mit Kräutern	25	106	443	1,1	21	2	0,5	0,4	0,8	60	1	+	0	1,0	75
Putensalami	20	260	1085	2,6	20	27	11,2	12,5	2,5	70	1	+	+	0,0	50
Rauch-/Bündnerfleisch	20	236	986	2,4	38	10	4,3	4,5	0,5	100	0	0	0	0,0	47
Rotwurst, Thüringer Art	30	178	742	1,8	20	11	4,7	5,0	0,4	75	0	0	0	0,0	66

Mineralstoffe							Vitamine									
Na mg	K mg	Ca mg	Mg mg	P mg	Fe mg	Zn mg	Ret. µg	Caro. µg	E mg	B_1 mg	B_2 mg	B_6 mg	B_{12} µg	Fol. µg	C mg	
1970	375	22	28	200	2,0	2,8	4	0	0,3	0,20	0,23	0,38	1,8	4	20	**Cabanossi**
1260	300	24	11	150	1,7	3,4	4	0	0,3	0,10	0,20	0,40	1,9	4	20	**Cervelatwurst**
830	140	30	15	130	2,5	4,0	10	0	0,1	0,03	0,10	0,14	1,0	1	20	**Corned Beef**
830	200	14	13	130	1,7	1,5	3	0	0,2	0,20	0,21	0,15	1,3	2	20	**Fleischwurst**/Stadtwurst
1575	330	26	30	460	1,9	1,6	24	0	0,4	0,18	0,23	0,44	0,6	6	20	**Geflügelwurst**
640	285	16	21	410	1,2	1,7	4	0	0,2	0,18	0,12	0,15	1,4	2	0	**Gelbwurst**
820	260	14	19	145	2,9	2,8	6	0	0,2	0,11	0,12	0,20	2,5	4	20	**Jagdwurst**
760	395	37	40	215	1,7	2,5	4	0	0,1	0,20	0,24	0,30	2,5	3	0	**Kasseler Aufschnitt**
2240	380	23	28	205	2,4	3,8	4	0	0,3	0,27	0,24	0,39	1,8	5	20	**Knoblauchwurst**, gebrüht
700	260	20	25	210	3,8	3,4	6	0	0,2	0,35	0,19	0,28	2,3	3	0	**Lachsschinken**
2060	590	25	45	300	2,9	4,3	9	0	0,2	0,20	0,15	0,30	1,5	5	+	**Landjäger**
730	170	10	15	190	6,5	2,6	1750	1	0,2	0,03	0,60	0,16	3,2	60	2	**Leberpastete**
1180	230	21	21	220	10,4	4,3	5300	1	0,3	0,30	1,02	0,45	3,9	55	21	**Leberwurst**, fein
810	140	40	15	150	5,3	3,1	4150	+	0,4	0,21	0,92	0,48	3,2	44	22	grob
850	115	15	11	120	6,8	2,3	4140	0	0,4	0,20	0,90	0,42	3,2	60	19	Bauernleberwurst
710	110	13	10	135	9,2	3,0	5350	1	0,4	0,20	0,90	0,47	5,0	60	20	Kalbsleberwurst
1250	310	33	60	395	3,1	4,8	11	0	0,3	0,18	0,20	0,30	1,5	6	+	**Mettwurst**, luftgetrocknet
860	310	22	50	325	2,6	3,9	10	0	0,5	0,18	0,20	0,30	2,0	3	20	grob
1090	210	13	27	200	1,6	2,3	5	0	0,2	0,20	0,15	0,38	1,8	3	20	streichfähig
670	205	40	19	145	1,3	2,3	3	0	0,2	0,10	0,15	0,27	1,3	3	20	**Mortadella**
1185	370	21	30	155	1,9	2,3	4	2	0,2	0,29	0,15	0,30	1,4	6	5	**Pfälzer Saumagen**
1450	465	26	33	245	3,1	2,9	4	0	0,3	0,24	0,28	0,47	1,5	3	20	**Plockwurst**
650	330	15	20	200	1,0	1,7	1	0	0,2	0,03	0,06	0,40	0,5	5	1	**Putenbrust**, mit Kräutern
1230	380	30	33	185	1,8	2,7	8	0	0,4	0,52	0,22	0,33	2,0	2	0	**Putensalami**
2100	610	10	35	325	3,3	4,5	20	0	0,6	0,16	0,82	0,60	3,0	5	0	**Rauch-/Bündnerfleisch**
650	40	7	8	25	7,0	2,6	+	0	0,1	0,07	0,13	0,10	0,5	1	0	**Rotwurst**, Thüringer Art

Fleisch, Fleischprodukte, Eier

Der essbare Anteil von 100 g verzehrsfertiger Lebensmittel enthält:

	Portionsgröße	Energie		Dichte	Eiweiß (Protein)	Fett					Kohlenhydrate				Wasser
						ges.	GFS	EUFS	MUFS	Chol.	ges.	Monos./Dis.	Polys.	Ball.	
	g	kcal	kJ	kcal/g	g	g	g	g	g	mg	g	g	g	g	g
Salami	25	328	1372	3,3	21	27	11,7	12,5	1,1	120	0	0	0	0,0	47
Schinkenwurst	25	263	1100	2,6	13	24	10,1	10,8	1,0	110	0	0	0	0,0	61
Schwartenmagen	30	284	1187	2,8	16	24	10,3	11,0	1,0	90	0	0	0	0,0	56
Schweineschinken, geräuchert	20	280	1170	2,8	34	16	6,9	7,4	0,6	70	0	0	0	0,0	48
Kochschinken	30	125	522	1,3	22	4	1,4	1,6	0,3	60	0	0	0	0,0	70
Schweinespeck, geräuchert	30	621	2595	6,2	9	65	28,0	30,0	3,4	85	0	0	0	0,0	20
durchwachsen	30	372	1554	3,7	18	33	13,9	15,3	2,6	75	0	0	0	0,0	43
Sülze und Aspik	30	217	907	2,2	15	17	7,4	7,9	0,7	83	1	1	0	0,1	65
Teewurst	30	403	1684	4,0	15	38	16,0	17,6	1,5	85	+	0	0	0,1	44
Rügenwälder Art	30	360	1504	3,6	16	33	14,0	15,1	1,5	90	1	1	0	0,0	51
Zungenwurst	30	286	1196	2,9	17	24	10,4	11,1	1,0	85	1	1	0	0,2	55
Zwiebelwurst	30	394	1647	3,9	17	37	13,2	17,3	4,1	70	+	+	+	0,1	45
Eier															
Entenei	80	184	769	1,8	13	14	0,4	6,0	2,4	680	1	1	0	0,0	70
Hühnerei, roh, o. Schale	60	155	646	1,6	13	11	3,1	4,9	1,5	400	1	1	0	0,0	74
Eigelb, roh	20	353	1475	3,5	16	32	9,2	13,2	4,2	1260	+	+	0	0,0	50
Eiklar, roh	40	49	206	0,5	11	+	+	+	0,0	0	1	1	0	0,0	87
Rührei	125	173	723	1,7	12	14	6,2	5,0	1,3	450	1	1	0	0,0	72
Spiegelei	65	220	919	2,2	13	18	8,2	6,0	2,0	550	1	1	0	0,0	66
Trockenvollei	10	570	2383	5,7	46	42	11,6	17,7	5,6	1440	2	2	0	0,0	6
Wachtelei	10	153	638	1,5	13	11	3,6	4,3	1,3	845	+	+	0	0	74
FISCH, MEERESFRÜCHTE UND IHRE ERZEUGNISSE															
Fisch															
Aal	150	280	1170	2,8	15	24	8,2	1,5	3,3	165	0	0	0	0,0	59
Barsch	150	81	338	0,8	18	1	0,2	0,1	0,1	72	0	0	0	0,0	79
Brasse	150	116	485	1,2	17	6	1,6	1,2	1,5	70	0	0	0	0,0	76

Mineralstoffe							Vitamine									
Na mg	K mg	Ca mg	Mg mg	P mg	Fe mg	Zn mg	Ret. µg	Caro. µg	E mg	B_1 mg	B_2 mg	B_6 mg	B_{12} µg	Fol. µg	C mg	
2080	225	35	43	170	2,7	4,0	6	0	0,7	0,18	0,20	0,30	1,4	3	20	**Salami**
1625	520	22	38	450	2,7	3,2	7	0	0,4	0,20	0,22	0,32	1,6	3	20	**Schinkenwurst**
745	265	22	22	190	3,0	4,7	4	0	0,1	0,17	0,19	0,26	1,4	2	0	**Schwartenmagen**
1500	250	10	20	210	2,0	1,7	0	0	0,3	0,55	0,21	0,40	0,1	1	0	**Schweineschinken**, geräuchert
965	270	15	24	135	2,3	2,3	27	0	0,3	0,61	0,21	0,36	0,6	5	0	Kochschinken
1770	225	10	15	120	0,8	1,4	+	0	0,3	0,43	0,14	0,35	0,7	2	0	**Schweinespeck**, geräuchert
1400	250	10	20	210	2,2	1,5	+	0	0,4	0,55	0,21	0,40	0,1	1	0	durchwachsen
455	115	12	10	110	2,0	1,6	16	0	0,1	0,10	0,18	0,13	2,0	5	10	**Sülze** und Aspik
1090	210	15	23	160	1,6	2,2	6	0	0,3	0,20	0,15	0,32	1,6	3	20	**Teewurst**
1750	445	21	34	250	2,2	3,6	5	0	0,3	0,30	0,26	0,48	2,3	4	20	Rügenwälder Art
1110	110	26	13	100	8,7	4,9	3	0	0,3	0,17	0,19	0,16	0,8	3	+	**Zungenwurst**
500	245	6	22	113	1,0	1,6	3	1	0,3	0,64	0,18	0,38	1,0	3	10	**Zwiebelwurst**
																Eier
100	150	63	16	180	2,7	1,4	540	1200	0,8	0,16	0,53	0,25	5,4	80	0	**Entenei**
145	145	55	12	215	2,1	1,3	270	13	2,0	0,10	0,31	0,08	1,8	67	0	**Hühnerei**, roh, o. Schale
50	140	140	16	590	7,2	3,8	880	29	5,7	0,29	0,40	0,30	2,0	160	0	Eigelb, roh
170	155	11	12	20	0,2	+	0	0	0,0	0,02	0,32	0,01	0,1	15	+	Eiklar, roh
165	150	65	12	200	1,8	1,2	200	10	1,5	0,09	0,28	0,08	1,5	50	0	**Rührei**
200	140	50	12	200	1,7	1,2	240	10	1,5	0,08	0,28	0,06	1,7	60	0	**Spiegelei**
520	490	190	46	760	8,8	5,0	800	•	2,7	0,44	1,38	0,08	9,5	180	0	**Trockenvollei**
140	130	64	13	225	3,6	1,5	155	10	1,1	0,13	0,79	0,15	1,6	65	0	**Wachtelei**
																FISCH, MEERESFRÜCHTE UND IHRE ERZEUGNISSE
																Fisch
65	220	17	20	220	0,6	1,2	980	0	5,6	0,18	0,32	0,28	1,0	13	2	**Aal**
45	330	20	20	200	1,0	2,5	7	0	1,5	0,08	0,12	0,25	1,0	5	1	**Barsch**
23	310	90	30	215	0,6	0,5	4	0	0,3	0,06	0,07	0,26	1,4	16	+	**Brasse**

Der essbare Anteil von 100 g verzehrsfertiger Lebensmittel enthält:

	Portionsgröße	Energie			Eiweiß (Protein)	Fett					Kohlenhydrate				Wasser
				Dichte		ges.	GFS	EUFS	MUFS	Chol.	ges.	Monos./Dis.	Polys.	Ball.	
	g	kcal	kJ	kcal/g	g	g	g	g	g	mg	g	g	g	g	g
Butterfisch	150	146	610	1,5	17	8	3,4	3,4	0,6	65	0	0	0	0,0	74
Dorade royal (Goldbrasse)	150	139	581	1,4	19	7	2,0	2,0	2,0	60	0	0	0	0,0	72
Dornhai	150	181	757	1,8	13	14	4,0	3,8	4,8	23	0	0	0	0,0	74
Forelle	150	102	426	1,0	20	3	0,6	0,7	0,8	56	0	0	0	0,0	76
Hai	150	130	544	1,3	21	5	0,9	1,9	1,2	60	0	0	0	0,0	73
Hecht	150	82	342	0,8	18	1	0,2	0,2	0,4	63	0	0	0	0,0	79
Heilbutt, schwarz	150	140	584	1,4	13	10	2,5	1,8	5,0	45	0	0	0	0,0	75
weiß	150	101	422	1,0	20	2	0,5	0,3	1,2	24	0	0	0	0,0	76
Hering	100	233	973	2,3	18	18	5,1	8,1	3,0	77	0	0	0	0,0	62
Kabeljau (Dorsch)	150	76	317	0,8	18	1	0,1	0,1	0,2	34	0	0	0	0,0	80
Karpfen	150	115	480	1,2	18	5	1,5	2,2	1,3	75	0	0	0	0,0	75
Lachs	150	202	843	2,0	20	14	2,9	5,5	4,7	43	0	0	0	0,0	65
Makrele	150	182	758	1,8	19	12	3,4	3,8	3,6	70	0	0	0	0,0	68
Meeräsche	150	120	502	1,2	20	4	1,5	1,4	0,9	80	0	0	0	0,0	74
Merlan	150	92	385	0,9	21	1	0,1	0,3	0,2	46	0	0	0	0,0	76
Pangasius	150	81	340	0,8	15	2	0,6	0,6	0,2	40	0	0	0	0,0	80
Red Snapper (Schnappfisch)	150	100	418	1,0	21	1	0,3	0,3	0,5	37	0	0	0	0,0	76
Renke (Felchen)	150	100	418	1,0	18	3	0,7	1,3	1,0	83	0	0	0	0,0	77
Rotbarsch	150	105	438	1,1	18	4	0,8	1,9	0,7	30	0	0	0	0,0	76
Sardelle	5	101	422	1,0	20	2	0,6	0,5	0,6	60	0	0	0	0,0	75
Sardine	100	124	518	1,2	19	5	1,3	1,2	2,4	45	0	0	0	0,0	73
Schellfisch	150	72	301	0,7	18	1	0,1	0,1	0,2	35	0	0	0	0,0	80
Schleie	150	77	321	0,8	18	1	0,2	0,2	0,2	30	0	0	0	0,0	76
Scholle	150	86	361	0,9	17	1	0,2	0,2	0,3	63	0	0	0	0,0	80
Schwertfisch	150	117	489	1,2	19	4	0,5	1,8	1,2	39	0	0	0	0,0	74

Der essbare Anteil von 100 g verzehrsfertiger Lebensmittel enthält:

Mineralstoffe							Vitamine									
Na mg	K mg	Ca mg	Mg mg	P mg	Fe mg	Zn mg	Ret. µg	Caro. µg	E mg	B_1 mg	B_2 mg	B_6 mg	B_{12} µg	Fol. µg	C mg	
90	375	22	25	240	0,5	0,8	30	0	•	0,12	0,15	0,30	1,9	15	+	**Butterfisch**
•	•	•	•	•	•	•	•	0	•	•	•	•	•	•	•	**Dorade royal** (Goldbrasse)
14	220	5	23	200	0,5	0,5	240	0	0,6	0,05	0,14	0,20	1,8	5	+	**Dornhai**
60	415	12	26	245	0,4	0,5	32	0	1,7	0,08	0,08	0,20	4,5	9	1	**Forelle**
80	160	35	50	210	0,8	0,4	70	0	1,0	0,04	0,06	0,40	1,5	3	0	**Hai**
75	300	20	25	215	0,6	0,7	14	0	0,9	0,09	0,06	0,15	2,0	3	1	**Hecht**
85	345	20	22	150	0,4	0,3	31	0	0,9	0,07	0,07	0,43	1,0	12	1	**Heilbutt**, schwarz
65	445	14	28	200	0,6	0,4	32	0	0,9	0,08	0,07	0,42	1,0	9	1	weiß
120	360	34	31	250	1,1	0,7	38	0	1,5	0,04	0,22	0,45	8,5	5	1	**Hering**
72	350	24	25	185	0,4	0,5	7	0	0,3	0,06	0,05	0,20	1,2	8	2	**Kabeljau** (Dorsch)
30	385	63	50	245	0,7	0,9	44	0	0,5	0,07	0,05	0,15	1,0	4	1	**Karpfen**
50	370	13	29	265	1,0	0,8	41	0	2,2	0,17	0,17	1,00	2,9	3	1	**Lachs**
95	400	12	30	245	1,0	0,5	100	0	1,3	0,13	0,36	0,63	9,0	1	+	**Makrele**
70	400	53	30	220	1,5	0,6	47	0	1,0	0,06	0,15	0,40	2,2	15	+	**Meeräsche**
130	300	42	28	190	1,0	0,3	15	0	0,2	0,05	0,10	0,30	2,1	14	+	**Merlan**
53	300	9	23	200	0,5	0,7	15	0	1,2	0,36	0,08	0,19	2,5	10	1	**Pangasius**
64	420	32	30	200	0,2	0,3	30	0	0,5	0,05	0,01	0,40	3,0	5	2	**Red Snapper** (Schnappfisch)
140	380	15	30	240	1,1	1,5	21	0	2,7	0,08	0,07	0,20	4,5	2	0	**Renke** (Felchen)
80	310	22	30	200	0,7	1,0	14	0	1,3	0,11	0,08	0,39	3,8	5	1	**Rotbarsch**
100	280	82	35	230	4,9	1,4	20	0	0,5	0,07	0,27	0,50	0,2	3	0	**Sardelle**
100	250	85	25	250	2,5	3,4	20	0	0,5	0,02	0,25	0,96	0,1	4	1	**Sardine**
116	300	18	24	180	0,6	0,3	17	0	0,4	0,05	0,17	0,16	0,7	9	1	**Schellfisch**
33	370	58	51	210	0,8	0,5	1	0	0,1	0,08	0,18	0,18	1,0	5	1	**Schleie**
105	310	60	22	200	0,9	0,5	3	0	0,1	0,21	0,22	0,22	1,5	11	2	**Scholle**
100	340	10	20	500	0,9	1,7	20	0	1,0	0,05	0,08	0,60	0,6	2	+	**Schwertfisch**

Der essbare Anteil von 100 g verzehrsfertiger Lebensmittel enthält:

	Portionsgröße g	Energie kcal	kJ	Dichte kcal/g	Eiweiß (Protein) g	Fett ges. g	GFS g	EUFS g	MUFS g	Chol. mg	Kohlenhydrate ges. g	Monos./Dis. g	Polys. g	Ball. g	Wasser g
Seehecht	150	92	386	0,9	17	2	0,7	0,5	0,7	60	0	0	0	0,0	79
Seelachs (Köhler)	150	81	338	0,8	18	1	0,1	0,2	0,2	40	0	0	0	0,0	80
Alaska pollack	150	74	309	0,7	17	1	0,2	0,2	0,2	65	0	0	0	0,0	81
Seeteufel (Anglerfisch)	150	69	288	0,7	15	1	0,3	0,3	0,4	25	0	0	0	0,0	83
Seezunge	150	83	346	0,8	18	1	0,5	0,3	0,4	50	0	0	0	0,0	80
Steinbeißer (Katfisch)	150	81	339	0,8	16	2	0,4	0,7	0,6	35	0	0	0	0,0	80
Thunfisch	150	226	944	2,3	22	16	4,9	3,3	5,4	40	0	0	0	0,0	61
Wels (Waller)	150	163	681	1,6	15	11	3,5	2,7	2,2	150	0	0	0	0,0	72
Zander	150	83	346	0,8	19	1	0,2	0,1	0,2	30	0	0	0	0,0	78
Krusten- und Weichtiere															
Auster, ausgelöst	100	66	275	0,7	9	1	0,4	0,1	0,2	125	5	•	1	0,0	83
Flusskrebs	100	64	268	0,6	15	1	0,1	0,2	0,1	160	0	0	0	0,0	83
Hummer, ausgelöst	100	81	338	0,8	16	2	0,6	0,5	0,3	90	0	0	0	0,0	79
Jakobsmuschel	100	63	263	0,6	16	+	+	+	+	105	0	0	0	0,0	80
Krabben	100	94	392	0,9	18	2	0,3	0,4	0,6	135	1	0	1	0,0	76
Languste (Scampi)	100	84	351	0,8	17	1	0,2	0,2	0,5	140	1	•	•	0,0	79
Miesmuschel, ausgelöst	100	51	215	0,5	10	1	0,6	0,2	0,3	125	0	0	0	0,0	83
Nordseegarnele, ausgelöst	100	87	363	0,9	18	1	0,3	0,4	0,4	135	0	0	0	0,0	78
Shrimps, ausgelöst	100	73	305	0,7	16	1	0,1	0,2	0,3	200	0	0	0	0,0	81
Tiefseegarnele, in Dosen	100	94	393	0,9	21	1	0,2	0,4	0,4	200	0	0	0	0,0	75
Tintenfisch	100	72	300	0,7	16	1	0,2	0,1	0,2	275	0	0	0	0,0	81
Fischwaren und Fischgerichte															
Aal, geräuchert	50	328	1371	3,3	18	28	8,6	13,2	3,3	160	0	0	0	0,0	51
Bückling	125	224	934	2,2	21	16	2,3	4,9	7,0	90	0	0	0,	0,0	62
Fischfrikadelle, gebraten	150	235	981	2,4	12	14	6,0	4,0	2,0	50	16	+	16	1,0	55
Fischstäbchen, frittiert	125	208	870	2,1	13	10	4,5	2,5	1,5	50	17	+	17	1,0	57

Mineralstoffe							Vitamine									
Na mg	K mg	Ca mg	Mg mg	P mg	Fe mg	Zn mg	Ret. µg	Caro. µg	E mg	B_1 mg	B_2 mg	B_6 mg	B_{12} µg	Fol. µg	C mg	
100	300	40	20	140	1,0	0,6	3	0	0,1	0,10	0,20	0,15	1,0	9	1	**Seehecht**
80	375	14	50	300	1,0	0,6	6	0	0,2	0,09	0,35	0,20	3,5	3	1	**Seelachs** (Köhler)
80	430	8	57	375	1,0	0,6	5	0	0,1	0,17	0,17	0,30	1,2	3	0	Alaska pollack
110	235	8	21	200	0,3	0,4	12	0	•	0,02	0,06	0,24	0,9	7	1	**Seeteufel** (Anglerfisch)
100	310	30	50	195	0,8	0,3	1	0	0,1	0,06	0,10	0,20	1,0	5	0	**Seezunge**
105	280	20	27	180	1,0	0,5	18	0	0,2	0,20	0,06	0,21	1,8	12	+	**Steinbeißer** (Katfisch)
43	40	20	20	200	1,0	1,7	450	5	0,3	0,16	0,16	0,46	4,3	15	1	**Thunfisch**
20	420	27	55	150	0,6	0,4	15	0	0,3	0,08	0,15	0,20	1,0	5	1	**Wels** (Waller)
25	380	50	50	190	0,7	0,8	2	0	0,1	0,16	0,25	0,24	1,0	5	1	**Zander**
																Krusten- und Weichtiere
160	180	80	30	155	3,0	22,0	93	0	0,9	0,16	0,20	0,22	14,5	7	1	**Auster**, ausgelöst
250	255	43	40	225	2,0	2,4	+	0	0,1	0,15	0,10	0,20	2,0	18	2	**Flusskrebs**
270	220	60	24	235	1,0	1,6	1	1	1,5	0,13	0,09	1,18	0,9	16	1	**Hummer**, ausgelöst
205	310	26	50	210	1,8	2,0	+	0	0,5	0,04	0,08	0,07	1,3	17	+	**Jakobsmuschel**
140	250	100	70	200	1,7	2,3	0	0	1,0	0,05	0,04	0,13	0,9	6	2	**Krabben**
180	500	70	40	215	1,3	2,0	25	0	1,0	0,01	0,08	0,30	0,5	10	2	**Languste** (Scampi)
300	280	27	36	250	5,1	2,7	54	0	0,8	0,16	0,22	0,08	8,0	33	3	**Miesmuschel**, ausgelöst
145	265	92	65	225	1,8	2,3	2	0	0,1	0,05	0,03	0,13	1,5	8	2	**Nordseegarnele**, ausgelöst
375	75	125	50	150	2,5	1,1	2	2	0,1	0,01	0,02	0,04	2,5	14	1	**Shrimps**, ausgelöst
980	100	110	50	150	5,0	2,3	2	1	0,1	0,01	0,02	0,03	2,0	15	1	**Tiefseegarnele**, in Dosen
390	270	27	30	140	0,8	0,7	3	0	2,4	0,07	0,05	0,39	2,5	2	1	**Tintenfisch**
																Fischwaren und Fischgerichte
500	245	19	18	250	0,7	1,2	940	0	5,5	0,19	0,37	0,16	1,0	7	1	**Aal**, geräuchert
690	345	35	32	255	1,1	0,7	28	0	1,6	0,04	0,25	0,50	9,7	5	0	**Bückling**
480	135	8	9	90	0,5	0,3	8	0	0,5	0,11	0,15	0,08	2,5	6	0	**Fischfrikadelle**, gebraten
310	130	7	8	85	0,4	0,2	8	0	0,7	0,13	0,13	0,09	1,5	6	0	**Fischstäbchen**, frittiert

Der essbare Anteil von 100 g verzehrsfertiger Lebensmittel enthält:

Fisch, Meeresfrüchte und ihre Erzeugnisse

	Portionsgröße	Energie		Dichte	Eiweiß (Protein)	Fett					Kohlenhydrate				Wasser
						ges.	GFS	EUFS	MUFS	Chol.	ges.	Monos./Dis.	Polys.	Ball.	
	g	kcal	kJ	kcal/g	g	g	g	g	g	mg	g	g	g	g	g
Forellenfilet, geräuchert	125	167	698	1,7	32	4	1,1	1,3	1,4	90	0	0	0	0,0	61
Heilbutt, geräuchert	125	223	932	2,2	17	17	3,3	5,2	7,1	70	0	0	0	0,0	63
Hering, Bismarck-	100	210	877	2,1	16	16	4,4	6,7	2,3	75	0	0	0	0,0	62
Brathering	125	216	902	2,2	17	15	4,3	7,0	2,5	85	3	0	0	0,0	62
Matjes	80	267	1110	2,7	16	23	6,0	10,3	4,0	80	0	0	0	0,3	54
Filet in Tomatensauce	100	204	852	2,0	15	15	4,0	6,0	3,1	50	2	2	+	0,7	65
Rollmops	125	203	846	2,0	16	15	4,5	7,0	2,2	80	1	0	0	0,2	66
Heringssalat	100	248	1036	2,5	5	24	11,0	7,0	4,0	20	3	0	0	0,0	66
Kabeljaufilet, paniert	150	218	911	2,2	15	10	3,0	3,5	1,5	100	16	+	16	1,0	54
Kaviar	5	252	1054	2,5	25	18	4,1	4,6	7,4	300	0	0	0	0,0	47
Kaviarersatz	5	114	477	1,1	14	6	2,0	2,0	1,0	10	0	0	0	0,0	71
Lachs, Konserve, in Öl	50	165	690	1,7	21	9	1,6	3,6	2,4	35	0	0	0	0,0	67
geräuchert	50	288	1203	2,9	28	19	4,1	7,9	6,8	60	0	0	0	0,0	50
Makrele, geräuchert	50	222	925	2,2	21	16	3,9	4,9	4,1	85	0	0	0	0,0	62
Sardelle, gesalzen	5	88	367	0,9	18	2	0,6	0,4	0,7	40	0	0	0	0,0	66
Sardine, Konserve, in Öl	25	222	926	2,2	24	14	2,8	4,7	3,5	140	0	0	0	0,0	55
Schillerlocke	100	300	1245	3,0	21	24	6,4	9,7	7,0	100	0	0	0	0,0	52
Schlemmerfilet	200	179	747	1,8	14	11	6,0	2,0	2,0	90	6	0	6	0,5	67
Scholle, paniert	125	271	1132	2,7	14	20	7,2	5,5	3,8	115	9	+	9	0,4	54
gefüllt	200	200	835	2,0	13	12	5,5	2,5	2,8	80	10	1	9	0,5	64
Seelachs, in Öl	50	150	628	1,5	20	8	3,0	2,0	3,0	25	0	0	0	0,0	62
Seelachsfilet, paniert	150	167	700	1,7	17	8	3,0	2,8	1,0	55	7	+	7	0,5	66
Sprotte, geräuchert	50	243	1015	2,4	19	18	6,5	5,0	5,4	70	0	0	0	0,0	60
Thunfisch, Konserve, in Öl	50	283	1182	2,8	24	21	4,8	0,9	9,0	25	0	0	0	0,0	52
Tintenfisch, paniert	125	298	1245	3,0	11	26	9,1	0,4	2,5	100	4	+	4	0,2	57

Der essbare Anteil von 100 g verzehrsfertiger Lebensmittel enthält:

Mineralstoffe							Vitamine									
Na mg	K mg	Ca mg	Mg mg	P mg	Fe mg	Zn mg	Ret. µg	Caro. µg	E mg	B_1 mg	B_2 mg	B_6 mg	B_{12} µg	Fol. µg	C mg	
955	215	260	23	270	1,2	0,6	80	0	3,8	0,07	0,19	0,12	2,1	11	10	**Forellenfilet**, geräuchert
520	265	18	20	300	0,9	0,5	33	0	0,8	0,06	0,04	0,30	1,0	10	0	**Heilbutt**, geräuchert
1090	75	38	12	150	1,5	0,6	33	0	1,3	0,05	0,21	0,15	8,0	3	1	**Hering**, Bismarck-
585	185	36	40	240	1,1	0,8	20	0	1,3	0,01	0,13	0,20	5,0	3	0	Brathering
2500	160	43	35	200	1,3	0,7	30	0	1,5	0,05	0,21	0,15	5,0	2	0	Matjes
525	350	50	60	190	1,9	0,6	10	1380	2,0	0,06	0,18	0,29	3,9	8	5	Filet in Tomatensauce
1200	75	60	30	140	2,6	0,8	30	0	1,5	0,05	0,20	0,15	5,0	5	1	Rollmops
860	180	30	20	200	1,0	0,6	10	0	1,0	0,04	0,06	0,10	0,5	4	0	**Heringssalat**
80	350	20	25	180	0,4	0,4	9	0	0,2	0,06	0,06	0,18	0,9	5	2	**Kabeljaufilet**, paniert
1940	165	51	5	300	1,4	1,0	560	0	10,0	0,10	0,50	0,33	16,0	5	0	**Kaviar**
2100	75	50	30	200	1,0	0,8	10	0	0,2	0,08	0,12	0,15	1,0	5	0	**Kaviarersatz**
540	300	185	30	290	1,1	0,9	60	0	1,5	0,03	0,17	0,45	4,5	14	0	**Lachs**, Konserve, in Öl
1880	535	20	40	380	1,4	1,2	50	5	2,5	0,20	0,20	1,00	3,0	4	1	geräuchert
260	275	5	28	240	1,2	0,6	30	0	1,2	0,14	0,35	0,50	9,0	1	1	**Makrele**, geräuchert
5000	240	105	46	220	4,3	1,2	17	0	0,4	0,06	0,23	0,43	0,2	3	0	**Sardelle**, gesalzen
365	390	330	50	430	1,9	3,0	48	0	8,9	0,04	0,30	0,22	0,2	8	0	**Sardine**, Konserve, in Öl
780	60	20	28	230	1,1	0,5	20	0	0,5	0,05	0,10	0,15	0,5	4	0	**Schillerlocke**
660	200	50	30	210	1,0	1,0	10	20	1,0	0,08	0,18	0,20	1,0	8	1	**Schlemmerfilet**
230	260	17	24	285	1,1	1,0	90	0	0,9	0,24	0,22	0,10	0,9	8	1	**Scholle**, paniert
320	250	20	24	260	1,0	1,0	80	0	0,8	0,20	0,20	0,15	1,0	8	1	gefüllt
2900	55	30	25	240	0,6	0,5	10	0	1,5	0,05	0,18	0,20	2,0	4	1	**Seelachs**, in Öl
480	410	28	25	220	1,0	0,9	6	0	1,5	0,08	0,35	0,31	3,0	7	1	**Seelachsfilet**, paniert
785	590	17	15	230	0,5	1,7	150	0	1,0	0,03	0,40	0,25	1,0	5	1	**Sprotte**, geräuchert
290	250	7	20	295	1,2	0,6	150	0	9,0	0,05	0,06	0,25	1,3	5	1	**Thunfisch**, Konserve, in Öl
195	120	11	15	150	0,6	0,7	1	0	4,9	0,09	0,19	0,16	0,7	7	1	**Tintenfisch**, paniert

Der essbare Anteil von 100 g verzehrsfertiger Lebensmittel enthält:

	Portionsgröße	Energie			Eiweiß (Protein)	Fett					Kohlenhydrate				Wasser
				Dichte		ges.	GFS	EUFS	MUFS	Chol.	ges.	Monos./Dis.	Polys.	Ball.	
	g	kcal	kJ	kcal/g	g	g	g	g	g	mg	g	g	g	g	g
FETTE UND ÖLE															
Pflanzliche Öle und Fette															
Distelöl (Safloröl)	12 (1 EL)	900	3762	9,0	0	100	9,2	10,9	75,6	0	0	0	0	0,0	0
Erdnussöl	12 (1 EL)	900	3762	9,0	0	100	18,0	49,0	28,0	1	0	0	0	0,0	0
Kürbiskernöl	12 (1 EL)	900	3762	9,0	0	100	15,4	27,0	50,0	3	0	0	0	0,0	0
Leinöl	12 (1 EL)	900	3762	9,0	0	100	9,6	18,2	68,1	7	0	0	0	0,0	0
Maiskeimöl	12 (1 EL)	900	3762	9,0	0	100	13,2	26,0	56,3	1	0	0	0	0,0	0
Olivenöl	12 (1 EL)	900	3762	9,0	0	100	15,0	69,0	9,2	0	0	0	0	0,0	0
Palmöl	12 (1 EL)	900	3762	9,0	0	100	47,7	37,5	10,5	1	0	0	0	0,0	0
Rapsöl	12 (1 EL)	900	3762	9,0	0	100	7,2	57,5	31,6	2	0	0	0	0,0	0
Sesamöl	12 (1 EL)	900	3762	9,0	0	100	12,9	40,3	43,0	1	0	0	0	0,0	0
Sojaöl	12 (1 EL)	900	3762	9,0	0	100	11,8	18,9	60,7	2	0	0	0	0,0	0
Sonnenblumenöl	12 (1 EL)	900	3762	9,0	0	100	10,6	22,4	63,5	0	0	0	0	0,0	0
Traubenkernöl	12 (1 EL)	900	3762	9,0	0	100	8,9	16,7	66,4	0	0	0	0	0,0	0
Walnussöl	12 (1 EL)	900	3762	9,0	0	100	8,6	15,8	68,0	0	0	0	0	0,0	0
Weizenkeimöl	12 (1 EL)	900	3762	9,0	0	100	17,4	15,6	63,5	0	0	0	0	0,0	0
Streich- und sonstige Fette															
Pflanzenmargarine	20	722	3017	7,2	+	80	21,5	29,0	26,0	7	+	0	+	0,0	19
Standardmargarine	20	722	3017	7,2	+	80	23,7	29,5	21,0	115	+	0	+	0,0	19
Halbfettmargarine	20	368	1538	3,7	2	40	10,4	10,1	17,5	4	+	0	+	0,0	57
Diätmargarine	20	722	3017	7,2	+	80	17,8	11,0	46,7	1	+	0	+	0,0	19
Diät-Halbfettmargarine	20	362	1513	3,6	+	40	10,0	5,0	24,0	0	+	0	+	0,0	59
Frittierfett	12 (1 EL)	900	3762	9,0	0	100	44,0	38,0	13,0	30	0	0	0	0,0	0
Kakaobutter	12 (1 EL)	900	3762	9,0	0	100	59,0	33,0	3,0	3	0	0	0	0,0	0
Kokosfett	12 (1 EL)	900	3762	9,0	0	100	86,0	6,0	1,0	1	0	0	0	0,0	0

Mineralstoffe Na mg	K mg	Ca mg	Mg mg	P mg	Fe mg	Zn mg	Vitamine Ret. µg	Caro. µg	E mg	B_1 mg	B_2 mg	B_6 mg	B_{12} µg	Fol. µg	C mg	
																FETTE UND ÖLE
																Pflanzliche Öle und Fette
•	•	•	•	•	•	•	•	10	44,5	•	•	•	•	•	•	**Distelöl** (Safloröl)
•	•	•	•	•	•	•	•	•	16,0	•	•	•	•	•	•	**Erdnussöl**
•	•	•	•	•	•	•	•	•	4,0	•	•	•	•	•	•	**Kürbiskernöl**
1	•	•	•	•	•	•	•	0	5,8	•	•	•	•	•	•	**Leinöl**
1	1	15	•	•	1,3	•	•	140	33,8	•	•	•	•	•	•	**Maiskeimöl**
1	•	•	•	•	0,4	•	•	220	12,1	•	•	•	•	•	•	**Olivenöl**
•	•	•	•	•	•	•	•	21000	9,5	•	•	•	•	•	•	**Palmöl**
1	•	•	•	•	•	•	•	3300	22,8	•	•	•	•	•	•	**Rapsöl**
•	•	•	•	•	•	•	•	•	3,5	•	•	•	•	•	•	**Sesamöl**
•	•	•	•	•	•	•	•	3500	17,0	•	•	•	•	•	•	**Sojaöl**
•	•	•	•	•	•	•	•	26	62,5	•	•	•	•	•	•	**Sonnenblumenöl**
•	•	•	•	•	•	•	•	•	32,0	•	•	•	•	•	•	**Traubenkernöl**
•	•	•	•	•	•	•	•	+	3,3	•	•	•	•	•	•	**Walnussöl**
•	•	•	•	•	•	•	•	+	174,0	•	•	•	•	•	•	**Weizenkeimöl**
																Streich- und sonstige Fette
100	7	10	1	10	0,1	+	500	650	16,0	0,00	0,00	0,00	0,1	1	0	**Pflanzenmargarine**
100	7	10	1	10	0,1	+	530	650	10,0	0,00	0,00	0,00	0,1	1	0	**Standardmargarine**
390	7	12	1	8	0,0	+	500	500	6,0	0,00	0,00	0,00	0,0	0	0	**Halbfettmargarine**
39	30	10	2	20	0,1	+	500	200	67,0	0,00	0,00	0,00	0,0	0	0	**Diätmargarine**
25	30	10	2	20	0,1	+	750	600	30,0	0,00	0,00	0,00	0,0	0	0	**Diät-Halbfettmargarine**
0	0	0	0	3	0,0	0,1	0	0	0,5	0,00	0,00	0,00	0,0	0	0	**Frittierfett**
0	0	0	0	0	0,0	0,1	0	0	1,1	0,00	0,00	0,00	0,0	0	0	**Kakaobutter**
2	2	1	0	1	0,0	+	0	5	2,1	0,00	0,00	0,00	0,0	0	0	**Kokosfett**

Der essbare Anteil von 100 g verzehrsfertiger Lebensmittel enthält:

	Portionsgröße	Energie			Eiweiß (Protein)	Fett					Kohlenhydrate				Wasser
		kcal	kJ	Dichte		ges.	GFS	EUFS	MUFS	Chol.	ges.	Monos./Dis.	Polys.	Ball.	
	g			kcal/g	g	g	g	g	g	mg	g	g	g	g	g
Mayonnaise, 80 % Fett	12 (1 EL)	748	3126	7,5	2	82	11,0	15,0	50,0	70	0	0	0	0,0	13
Salatmayonnaise, 50 % Fett	12 (1 EL)	497	2077	5,0	1	51	7,0	9,5	31,0	50	9	5	4	0,0	38
Palmkernfett	12 (1 EL)	900	3762	9,0	0	100	79,0	13,5	2,5	2	0	0	0	0,0	0
Pflanzencreme	12 (1 EL)	738	3085	7,4	0	82	9,0	39,0	34,0	+	0	0	0	0,0	18
Remoulade, 50 % Fett	12 (1 EL)	472	1972	4,7	1	50	20,0	15,0	10,0	60	5	3	2	0,0	43
Salatcreme, 35 % Fett	12 (1 EL)	364	1521	3,6	1	36	12,0	10,0	10,0	45	9	3	5	0,0	53
Sheafett (Sheabutter)	12 (1 EL)	900	3762	9,0	0	100	43,2	45,2	7,0	0	0	0	0	0,0	0
Tierische Fette															
Butter	20	752	3143	7,5	1	83	50,0	23,0	3,0	250	0	0	0	0,0	15
halbfett	20	385	1609	3,9	5	40	24,6	12,5	1,6	120	+	0	+	0,0	54
Kräuterbutter	20	661	2763	6,6	1	73	38,0	22,0	2,9	200	+	0	+	0,0	23
Butterschmalz	10 (1 EL)	897	3750	9,0	+	99	54,0	29,0	3,7	285	0	0	0	0,0	0
Gänseschmalz	10 (1 EL)	900	3762	9,0	0	100	26,2	57,4	10,9	100	0	0	0	0,0	0
Hühnerfett	10 (1 EL)	900	3762	9,0	0	100	25,0	40,0	20,0	100	0	0	0	0,0	0
Lebertran	10 (1 EL)	900	3762	9,0	0	100	16,0	42,5	26,5	850	0	0	0	0,0	0
Rindertalg	10 (1 EL)	878	3670	8,8	1	97	46,3	42,0	5,0	100	0	0	0	0,0	2
Schweineschmalz	10 (1 EL)	900	3762	9,0	0	100	40,0	45,4	11,3	90	0	0	0	0,0	0
GETRÄNKE															
Wasser und Erfrischungsgetränke (Säfte siehe auch Kapitel Obst, Nüsse, Samen)															
Trinkwasser	200	0	0	0	0	0	0,0	0,0	0,0	0	0	0	0	0,0	99
Mineralwasser	200	0	0	0	0	0	0,0	0,0	0,0	0	0	0	0	0,0	99
Apfelsaftschorle	200	24	100	0,2	0	0	0,0	0,0	0,0	0	6	6	0	0,0	93
Colagetränk	330	44	183	0,4	0	0	0,0	0,0	0,0	0	11	11	0	0,0	88
kalorienarm	330	2	8	0	0	0	0,0	0,0	0,0	0	1	1	0	0,0	98
Cola-Mixgetränk	330	44	183	0,4	0	0	0,0	0,0	0,0	0	11	11	0	0,1	88

Der essbare Anteil von 100 g verzehrsfertiger Lebensmittel enthält:

Mineralstoffe							Vitamine									
Na mg	K mg	Ca mg	Mg mg	P mg	Fe mg	Zn mg	Ret. µg	Caro. µg	E mg	B_1 mg	B_2 mg	B_6 mg	B_{12} µg	Fol. µg	C mg	
480	18	18	20	60	1,0	0,1	60	80	15,0	0,04	0,04	0,10	1,0	14	0	**Mayonnaise**, 80 % Fett
500	15	14	10	30	0,4	+	50	20	3,0	0,01	0,02	0,05	1,0	7	0	Salatmayonnaise, 50 % Fett
0	0	0	0	0	0,0	0,0	0	0	4,0	0,00	0,00	0,00	0,0	0	0	**Palmkernfett**
0	0	0	0	0	0,0	0,0	0	20	20,0	0,00	0,00	0,00	0,0	0	0	**Pflanzencreme**
430	70	24	18	53	0,9	0,2	50	30	7,5	0,04	0,05	0,05	1,0	5	10	**Remoulade**, 50 % Fett
650	10	14	10	26	0,2	0,1	50	20	2,0	0,01	0,02	0,05	1,0	7	0	**Salatcreme**, 35 % Fett
350	50	30	50	8	0,0	0,0	0	0	1,0	0,00	0,00	0,00	0,0	0	0	**Sheafett** (Sheabutter)
																Tierische Fette
5	16	13	3	21	0,2	0,2	590	380	2,0	0,01	0,02	0,01	0,0	0	0	**Butter**
10	20	20	3	20	0,1	0,2	380	210	1,0	0,01	0,02	0,01	0,0	0	0	halbfett
300	20	15	3	22	0,1	0,2	580	390	1,8	0,01	0,02	0,01	0,0	0	5	Kräuterbutter
30	15	6	1	20	0,0	+	850	200	3,6	0,00	0,00	0,00	0,0	0	0	**Butterschmalz**
5	1	1	0	5	0,0	+	0	0	2,7	0,00	0,00	0,00	0,0	0	0	**Gänseschmalz**
4	2	2	0	5	+	+	0	0	2,7	0,00	0,00	0,00	0,0	0	0	**Hühnerfett**
3	4	3	0	3	+	0,1	25000	0	20,0	0,00	0,00	0,00	0,0	0	0	**Lebertran**
11	6	3	1	7	0,3	0,1	220	220	1,3	0,00	0,00	0,00	0,0	0	0	**Rindertalg**
1	1	1	1	3	0,0	+	0	0	1,6	0,00	0,00	0,00	0,0	0	0	**Schweineschmalz**
																GETRÄNKE
																Wasser und Erfrischungsgetränke
5	1	10	3	60	0,1	+	0	0	0,0	0,00	0,00	0,00	0,0	0	0	**Trinkwasser**
50	4	10	12	57	0,2	+	0	0	0,0	0,00	0,00	0,00	0,0	0	0	**Mineralwasser**
30	60	8	8	30	0,2	+	0	20	0,0	0,01	0,01	0,02	0,0	1	1	**Apfelsaftschorle**
8	1	4	1	15	0,0	+	0	0	0,0	0,00	0,00	0,00	0,0	0	0	**Colagetränk**
8	1	4	1	17	+	+	0	0	0,0	0,00	0,00	0,00	0,0	0	0	kalorienarm
8	5	5	3	15	+	+	0	4	0,0	0,00	0,00	0,00	0,0	0	1	Cola-Mixgetränk

Getränke

Der essbare Anteil von 100 g verzehrsfertiger Lebensmittel enthält:

	Portionsgröße	Energie			Eiweiß (Protein)	Fett					Kohlenhydrate				Wasser
				Dichte		ges.	GFS	EUFS	MUFS	Chol.	ges.	Monos./Dis.	Polys.	Ball.	
	g	kcal	kJ	kcal/g	g	g	g	g	g	mg	g	g	g	g	g
Eistee	330	39	163	0,4	+	0	0,0	0,0	0,0	0	10	10	0	0,0	89
kalorienreduziert	330	12	50	0,1	+	0	0,0	0,0	0,0	0	3	3	0	0,0	96
Energydrink	330	45	188	0,5	0	0	0,0	0,0	0,0	0	11	11	0	0,0	88
Fruchtsaftgetränk	200	47	196	0,5	0	0	0,0	0,0	0,0	0	12	12	0	0,1	87
Limonade	330	48	200	0,5	+	0	0,0	0,0	0,0	0	12	12	0	0,0	87
kalorienarm	330	5	20	0	0	0	0,0	0,0	0,0	0	1	1	0	0,0	98
mit Bittergeschmack	330	44	183	0,4	0	0	0,0	0,0	0,0	0	11	11	0	0,0	88
Zitrussaftgetränk	330	52	217	0,5	+	0	0,0	0,0	0,0	0	13	13	0	0,1	86
Kaffee und Tee															
Bohnenkaffee, ohne Milch	125	2	7	0	+	0	0,0	0,0	0,0	0	+	+	0	0,0	99
mit Milch	125	9	39	0,1	1	+	0,3	0,0	0,0	2	1	1	0	0,0	98
mit Milch und Zucker	125	35	147	0,4	1	+	0,3	0,0	0,0	2	7	7	0	0,0	91
Cappuccino	250	35	145	0,4	2	2	1,1	0,5	0,1	5	4	4	0	+	91
Instantkaffee, ohne Milch	125	4	16	0	1	0	0,0	0,0	0,0	0	1	1	+	0,0	98
mit Milch und Zucker	125	38	146	0,4	1	+	0,3	0,0	0,0	2	8	8	+	0,0	90
Kaffee mit Karamell	250	87	364	0,9	2	3	2,0	0,7	0,1	8	13	13	0	+	80
Kaffee mit weißer Schokolade	250	99	414	1,0	2	4	2,5	0,7	0,1	8	14	14	0	+	78
Kaffee-Ersatz, ohne Milch	125	2	8	0	+	0	0,0	0,0	0,0	0	+	0	+	0,0	99
Latte macchiato	250	41	171	0,4	2	2	1,1	0,5	0,1	5	4	4	0	+	90
Tee, schwarz, ohne Zucker	125	0	0	0	0	0	0,0	0,0	0,0	0	+	0	0	0,0	99
Früchtetee	125	1	3	0	0	0	0,0	0,0	0,0	0	+	0	0	0,0	99
Kräutertee	125	3	12	0	+	0	0,0	0,0	0,0	0	1	+	0	0,0	99

Mineralstoffe Na mg	K mg	Ca mg	Mg mg	P mg	Fe mg	Zn mg	Vitamine Ret. µg	Caro. µg	E mg	B_1 mg	B_2 mg	B_6 mg	B_{12} µg	Fol. µg	C mg	
•	•	•	•	•	•	•	0	0	0,0	•	•	•	0,0	0	•	**Eistee**
•	•	•	•	•	•	•	0	0	0,0	•	•	•	0,0	0	•	kalorienreduziert
5	1	4	1	5	+	+	0	0	0,0	0,00	0,00	0,00	0,0	0	0	**Energydrink**
2	15	7	4	7	0,3	+	0	45	0,1	0,02	0,02	0,05	0,0	3	1	**Fruchtsaftgetränk**
5	1	5	2	15	0,1	+	0	0	0,0	0,00	0,00	0,00	0,0	0	0	**Limonade**
6	1	5	1	3	0,1	+	0	0	0,0	0,00	0,00	0,00	0,0	0	0	kalorienarm
20	1	8	1	3	0,1	+	0	0	0,0	0,00	0,00	0,00	0,0	0	0	mit Bittergeschmack
4	15	9	4	5	0,1	+	0	10	0,0	0,00	0,00	0,00	0,0	1	20	**Zitrussaftgetränk**
																Kaffee und Tee
1	65	2	5	2	0,1	+	0	0	0,0	0,00	0,01	0,00	0,0	0	0	**Bohnenkaffee**, ohne Milch
6	85	16	6	13	0,1	0,1	3	2	0,0	0,00	0,03	0,00	0,1	1	0	mit Milch
6	85	16	6	13	0,1	0,1	3	2	0,0	0,00	0,03	0,00	0,1	1	0	mit Milch und Zucker
•	•	•	•	•	•	•	0	0	0,0	•	•	•	0,0	0	•	**Cappuccino**
2	200	8	20	18	0,2	+	0	0	0,0	0,00	0,01	0,00	0,0	0	0	**Instantkaffee**, ohne Milch
7	220	22	21	29	0,2	0,1	3	2	0,0	0,00	0,03	0,00	0,1	1	0	mit Milch und Zucker
•	•	•	•	•	•	•	0	0	0,0	•	•	•	0,0	0	•	**Kaffee** mit Karamell
•	•	•	•	•	•	•	0	0	0,0	•	•	•	0,0	0	•	**Kaffee** mit weißer Schokolade
1	60	2	2	2	0,0	0,1	0	0	0,0	0,00	0,01	0,00	0,0	0	0	**Kaffee-Ersatz**, ohne Milch
•	•	•	•	•	•	•	0	0	0,0	•	•	•	0,0	0	•	**Latte macchiato**
1	20	10	5	6	0,1	+	0	0	0,0	0,00	0,01	0,00	0,0	0	0	**Tee**, schwarz, ohne Zucker
1	25	10	10	30	0,1	+	0	0	0,0	0,01	0,01	0,01	0,0	1	0	**Früchtetee**
5	4	10	5	6	0,1	+	0	0	0,0	0,00	0,00	0,00	0,0	0	0	**Kräutertee**

Der essbare Anteil von 100 g verzehrsfertiger Lebensmittel enthält:

	Portionsgröße	Energie		Dichte	Eiweiß (Protein)	Fett					Kohlenhydrate				Alkohol
						ges.	GFS	EUFS	MUFS	Chol.	ges.	Monos./Dis.	Polys.	Ball.	
	g	kcal	kJ	kcal/g	g	g	g	g	g	mg	g	g	g	g	g
Bier															
Altbier (5 Vol.-%)	330	41	171	0,4	+	0	0,0	0,0	0,0	0	3	0	3	0,0	4,0
Berliner Weiße (3,5 Vol.-%)	500	40	169	0,4	+	0	0,0	0,0	0,0	0	5	0	5	0,0	2,8
Bier, Pils, hell (4,8 Vol.-%)	330	42	175	0,4	+	0	0,0	0,0	0,0	0	3	0	3	0,0	3,8
alkoholarm (3 Vol.-%)	330	26	109	0,3	+	0	0,0	0,0	0,0	0	2	0	2	0,0	2,4
alkoholfrei	330	25	104	0,3	+	0	0,0	0,0	0,0	0	5	+	5	0,0	0,0
Bier mit Limonade (2,5 Vol.-%)	500	43	180	0,4	+	0	0,0	0,0	0,0	0	7	6	1	0,0	2,0
Bier mit Cola (2,5 Vol.-%)	330	43	180	0,4	+	0	0,0	0,0	0,0	0	7	6	1	0,0	2,0
Bockbier (7 Vol.-%)	200	61	255	0,6	1	0	0,0	0,0	0,0	0	5	0	5	0,0	5,6
Diätbier (4 Vol.-%)	200	28	119	0,3	+	0	0,0	0,0	0,0	0	1	0	1	0,0	3,2
Doppelbockbier (8 Vol.-%)	200	63	265	0,6	1	0	0,0	0,0	0,0	0	4	0	4	0,0	6,4
Exportbier, hell (5 Vol.-%)	500	41	171	0,4	+	0	0,0	0,0	0,0	0	3	0	3	0,0	4,0
Leichtbier (3 Vol.-%)	500	27	113	0,3	+	0	0,0	0,0	0,0	0	2	0	2	0,0	2,4
Kölschbier (4,8 Vol.-%)	200	45	190	0,5	+	0	0,0	0,0	0,0	0	4	0	4	0,0	4,8
Malzbier (0,5 Vol.-%)	500	49	204	0,5	+	0	0,0	0,0	0,0	0	11	1	10	0,0	0,4
Weizen-, Weißbier (5,3 Vol.-%)	500	43	181	0,4	+	0	0,0	0,0	0,0	0	3	+	3	0,0	4,2
mit Grapefruit (2,5 Vol.-%)	330	43	179	0,4	+	0	0,0	0,0	0,0	0	7	5	2	0,0	2,1
Wein und Sekt															
Apfelwein/Most (12,5 Vol.-%)	200	45	189	0,5	+	0	0,0	0,0	0,0	0	3	3	0	0,0	5,0
Champagner (12,5 Vol.-%)	100	80	334	0,8	+	0	0,0	0,0	0,0	0	2	2	0	0,0	10,0
Cidre, trocken (5 Vol.-%)	200	40	167	0,4	+	0	0,0	0,0	0,0	0	3	3	0	0,0	4,0
Federweißer (5 Vol.-%)	200	76	317	0,8	+	0	0,0	0,0	0,0	0	12	12	0	0,3	4,0
Glühwein (9 Vol.-%)	125	87	363	0,9	+	0	0,0	0,0	0,0	0	9	9	0	0,1	7,2
Portwein (20 Vol.-%)	50	160	667	1,6	+	0	0,0	0,0	0,0	0	12	12	0	0,0	15,9
Roséwein (11 Vol.-%)	125	71	296	0,7	+	0	0,0	0,0	0,0	0	2	2	0	0,0	8,7

Mineralstoffe							Vitamine									
Na mg	K mg	Ca mg	Mg mg	P mg	Fe mg	Zn mg	Ret. µg	Caro. µg	E mg	B_1 mg	B_2 mg	B_6 mg	B_{12} µg	Fol. µg	C mg	
																Bier
3	50	3	8	5	+	+	0	5	0,0	0,01	0,03	0,05	0,1	3	0	**Altbier** (5 Vol.-%)
5	25	3	8	13	+	+	0	0	0,0	0,01	0,02	0,04	0,1	4	0	**Berliner Weiße** (3,5 Vol.-%)
4	55	4	9	32	+	+	0	0	0,0	+	0,03	0,06	0,1	6	0	**Bier, Pils**, hell (4,8 Vol.-%)
3	50	3	6	15	+	+	0	0	0,0	+	0,03	0,03	0,0	4	0	alkoholarm (3 Vol.-%)
3	40	5	8	20	+	+	0	0	0,0	0,01	0,02	0,03	0,0	5	0	alkoholfrei
5	30	6	7	17	+	+	0	0	0,0	+	0,02	0,03	0,1	3	0	**Bier mit Limonade** (2,5 Vol.-%)
5	30	6	7	17	+	+	0	0	0,0	+	0,02	0,03	0,1	3	0	**Bier mit Cola** (2,5 Vol.-%)
4	30	6	8	25	+	+	0	0	0,0	0,01	0,03	0,04	0,1	4	0	**Bockbier** (7 Vol.-%)
5	33	6	8	30	+	+	0	0	0,0	+	0,02	0,04	0,1	4	0	**Diätbier** (4 Vol.-%)
4	30	6	8	25	+	+	0	0	0,0	+	0,03	0,04	0,1	4	0	**Doppelbockbier** (8 Vol.-%)
5	35	6	8	30	+	+	0	0	0,0	+	0,02	0,04	0,1	4	0	**Exportbier**, hell (5 Vol.-%)
3	30	6	8	25	+	+	0	0	0,0	+	0,02	0,04	0,1	4	0	Leichtbier (3 Vol.-%)
5	25	3	8	13	+	+	0	0	0,0	0,01	0,02	0,04	0,1	4	0	**Kölschbier** (4,8 Vol.-%)
7	50	2	8	20	+	+	0	0	0,0	0,01	0,03	0,01	0,0	4	0	**Malzbier** (0,5 Vol.-%)
4	20	1	8	13	+	+	0	0	0,0	0,01	0,03	0,04	0,1	4	0	**Weizen-, Weißbier** (5,3 Vol.-%)
2	85	5	8	13	0,2	+	0	3	+	0,02	0,03	0,02	+	3	15	mit Grapefruit (2,5 Vol.-%)
																Wein und Sekt
5	60	8	8	6	0,5	+	0	0	0,0	0,00	0,00	0,01	0,0	0	0	**Apfelwein/Most** (12,5 Vol.-%)
4	60	3	6	7	0,5	+	0	0	0,0	+	+	+	0,0	0	0	**Champagner** (12,5 Vol.-%)
7	70	8	3	3	0,5	+	0	0	0,0	+	+	+	0,0	0	0	**Cidre**, trocken (5 Vol.-%)
3	100	10	8	10	0,4	+	0	5	0,0	0,01	0,01	0,01	0,0	0	0	**Federweißer** (5 Vol.-%)
3	97	8	9	14	0,8	+	0	1	0,0	0,00	0,02	0,02	0,0	0	4	**Glühwein** (9 Vol.-%)
4	97	4	11	12	0,4	+	0	0	0,0	0,00	0,01	0,01	0,0	0	0	**Portwein** (20 Vol.-%)
4	75	12	7	6	0,9	+	0	0	0,0	0,00	0,01	0,02	0,0	0	1	**Roséwein** (11 Vol.-%)

Getränke

Der essbare Anteil von 100 g verzehrsfertiger Lebensmittel enthält:

	Portionsgröße g	Energie kcal	Energie kJ	Energie Dichte kcal/g	Eiweiß (Protein) g	Fett ges. g	Fett GFS g	Fett EUFS g	Fett MUFS g	Fett Chol. mg	Kohlenhydrate ges. g	Kohlenhydrate Monos./Dis. g	Kohlenhydrate Polys. g	Kohlenhydrate Ball. g	Alkohol g
Rotwein, leicht (11,5 Vol.-%)	125	76	317	0,8	+	0	0,0	0,0	0,0	0	3	3	0	0,0	9,2
schwer (13 Vol.-%)	125	81	338	0,8	+	0	0,0	0,0	0,0	0	2	2	0	0,0	10,4
Sekt, trocken (12,5 Vol.-%)	100	76	317	0,8	+	0	0,0	0,0	0,0	0	1	1	0	0,0	10,0
süß (10 Vol.-%)	100	102	426	1,0	+	0	0,0	0,0	0,0	0	11	11	0	0,0	8,0
Sherry, medium (18,5 Vol.-%)	50	118	492	1,2	+	0	0,0	0,0	0,0	0	4	4	0	0,0	14,8
Weißwein, trocken (13 Vol.-%)	125	78	326	0,8	+	0	0,0	0,0	0,0	0	1	1	0	0,0	10,4
halbtrocken (11,5 Vol.-%)	125	73	305	0,7	+	0	0,0	0,0	0,0	0	2	2	0	0,0	9,2
lieblich (10 Vol.-%)	125	76	318	0,8	+	0	0,0	0,0	0,0	0	5	5	0	0,0	8,0
Auslese (10 Vol.-%)	50	82	343	0,8	+	0	0,0	0,0	0,0	0	6	6	0	0,0	8,0
Weißweinschorle (5 Vol.-%)	125	36	150	0,4	+	0	0,0	0,0	0,0	0	2	2	0	0,0	4,0
Wermut, trocken (17,5 Vol.-%)	50	122	509	1,2	+	0	0,0	0,0	0,0	0	6	6	0	0,0	14,0
süß (15 Vol.-%)	50	148	618	1,5	+	0	0,0	0,0	0,0	0	16	16	0	0,0	12,0
Liköre und Spirituosen															
Eierlikör (20 Vol.-%)	20	284	1188	2,8	4	5	1,4	0,6	0,6	150	28	28	0	0,0	16,0
Fruchtsaftlikör (30 Vol.-%)	20	298	1245	3,0	0	0	0,0	0,0	0,0	0	33	33	0	0,0	24,0
Gin (40 Vol.-%)	20	224	936	2,2	0	0	0,0	0,0	0,0	0	0	0	0	0,0	32,0
Grappa (40 Vol.-%)	20	224	936	2,2	0	0	0,0	0,0	0,0	0	0	0	0	0,0	32,0
Klarer/Korn (32 Vol.-%)	20	179	748	1,8	0	0	0,0	0,0	0,0	0	0	0	0	0,0	25,6
(38 Vol.-%)	20	213	890	2,1	0	0	0,0	0,0	0,0	0	0	0	0	0,0	30,4
Kräuter-/Bitterlikör (32 Vol.-%)	20	235	980	2,4	0	0	0,0	0,0	0,0	0	14	14	0	0,0	25,6
Obstbrand (45 Vol.-%)	20	252	1053	2,5	0	0	0,0	0,0	0,0	0	0	0	0	0,0	36,0
Rum (54 Vol.-%)	20	302	1262	3,0	0	0	0,0	0,0	0,0	0	0	0	0	0,0	43,2
Weinbrand/Cognac (40 Vol.-%)	20	240	1003	2,4	0	0	0,0	0,0	0,0	0	2	0	0	0,0	33,0
Whisky (44 Vol.-%)	20	247	1023	2,5	0	0	0,0	0,0	0,0	0	+	0	0	0,0	35,2
Wodka (40 Vol.-%)	20	224	936	2,2	0	0	0,0	0,0	0,0	0	0	0	0	0,0	32,0
Wodka-Cola (5 Vol.-%)	200	72	300	0,7	0	0	0,0	0,0	0,0	0	11	11	0	0,0	4,0

Mineralstoffe							Vitamine									
Na mg	K mg	Ca mg	Mg mg	P mg	Fe mg	Zn mg	Ret. µg	Caro. µg	E mg	B_1 mg	B_2 mg	B_6 mg	B_{12} µg	Fol. µg	C mg	
3	100	7	8	10	0,9	0,1	0	0	0,0	0,00	0,00	0,02	0,0	0	2	**Rotwein**, leicht (11,5 Vol.-%)
4	90	8	8	28	0,7	0,1	0	0	0,0	0,00	0,01	0,02	0,0	0	2	schwer (13 Vol.-%)
4	60	3	6	7	0,5	+	0	0	0,0	0,00	0,01	0,02	0,0	0	0	**Sekt**, trocken (12,5 Vol.-%)
4	60	3	6	7	0,5	+	0	0	0,0	0,00	0,01	0,02	0,0	0	0	süß (10 Vol.-%)
6	90	9	8	7	0,5	+	0	0	0,0	0,00	0,01	0,01	0,0	0	0	**Sherry**, medium (18,5 Vol.-%)
3	80	9	9	15	0,6	+	0	0	0,0	0,00	0,01	0,02	0,0	0	0	**Weißwein**, trocken (13 Vol.-%)
3	88	10	9	8	0,6	+	0	0	0,0	0,00	0,01	0,01	0,0	0	0	halbtrocken (11,5 Vol.-%)
2	82	9	10	15	0,6	+	0	0	0,0	0,00	0,01	0,01	0,0	0	0	lieblich (10 Vol.-%)
5	88	14	9	8	0,6	+	0	0	0,0	0,00	0,01	0,01	0,0	0	0	Auslese (10 Vol.-%)
25	45	10	11	33	0,4	+	0	0	0,0	0,00	0,01	0,01	0,0	0	0	**Weißweinschorle** (5 Vol.-%)
17	40	7	5	7	0,3	+	0	0	0,0	0,00	0,00	0,00	0,0	0	0	**Wermut**, trocken (17,5 Vol.-%)
28	30	6	4	6	0,3	+	0	0	0,0	0,00	0,00	0,00	0,0	0	0	süß (15 Vol.-%)
																Liköre und Spirituosen
5	14	14	4	50	0,7	0,5	60	0	0,4	0,03	0,04	0,03	0,3	7	0	**Eierlikör** (20 Vol.-%)
1	2	2	1	3	0,0	+	0	0	0,0	0,00	0,00	0,00	0,0	0	0	**Fruchtsaftlikör** (30 Vol.-%)
0	3	2	0	0	0,0	+	0	0	0,0	0,00	0,00	0,00	0,0	0	0	**Gin** (40 Vol.-%)
0	3	2	0	0	0,0	+	0	0	0,0	0,00	0,00	0,00	0,0	0	0	**Grappa** (40 Vol.-%)
0	3	2	0	0	0,0	+	0	0	0,0	0,00	0,00	0,00	0,0	0	0	**Klarer/Korn** (32 Vol.-%)
0	3	2	0	0	0,0	+	0	0	0,0	0,00	0,00	0,00	0,0	0	0	(38 Vol.-%)
1	2	2	1	3	0,0	+	0	0	0,0	0,00	0,00	0,00	0,0	0	0	**Kräuter-/Bitterlikör** (32 Vol.-%)
0	3	2	0	0	0,0	+	0	0	0,0	0,00	0,00	0,00	0,0	0	0	**Obstbrand** (45 Vol.-%)
0	3	2	0	0	0,0	+	0	0	0,0	0,00	0,00	0,00	0,0	0	0	**Rum** (54 Vol.-%)
1	2	2	1	3	0,0	+	0	0	0,0	0,00	0,00	0,00	0,0	0	0	**Weinbrand/Cognac** (40 Vol.-%)
1	3	2	1	1	0,0	+	0	0	0,0	0,00	0,00	0,00	0,0	0	0	**Whisky** (44 Vol.-%)
0	3	2	0	0	0,0	+	0	0	0,0	0,00	0,00	0,00	0,0	0	0	**Wodka** (40 Vol.-%)
7	3	4	1	15	0,0	+	0	0	0,0	0,00	0,00	0,00	0,0	0	0	Wodka-Cola (5 Vol.-%)

Der essbare Anteil von 100 g verzehrsfertiger Lebensmittel enthält:

SÜSSWAREN, FERTIGGERICHTE, SAUCEN UND WÜRZMITTEL

	Portionsgröße g	Energie kcal	Energie kJ	Energie Dichte kcal/g	Eiweiß (Protein) g	Fett ges. g	Fett GFS g	Fett EUFS g	Fett MUFS g	Fett Chol. mg	Kohlenhydrate ges. g	Kohlenhydrate Monos./Dis. g	Kohlenhydrate Polys. g	Kohlenhydrate Ball. g	Wasser g
Speiseeis															
Eis mit Sahne	75	184	770	1,8	2	11	5,8	3,0	0,4	52	20	20	0	0,1	66
mit Sahne u. Früchten	75	140	587	1,4	2	7	4,0	2,0	0,3	35	17	17	0	0,7	73
Eiskaffee	200	179	748	1,8	2	16	8,9	6,2	0,5	57	6	6	+	0,0	75
Eiscreme, 10 % Fett	65 (1 Kugel)	200	836	2,0	4	10	6,5	2,4	0,3	30	24	24	+	0,0	61
Eistorte	100	236	986	2,4	2	18	8,6	8,0	1,0	54	17	17	+	0,0	63
Fruchteis, mind. 20 % Frucht	75	138	576	1,4	2	2	0,6	0,8	0,1	4	29	29	+	0,0	68
Fruchteiscreme, 8 % Milchfett	75	196	819	2,0	3	8	4,8	2,1	0,2	27	28	28	0	0,0	60
Fruchtsorbet	65 (1 Kugel)	125	522	1,3	1	1	0,8	+	+	+	28	28	0	0,0	70
Joghurteis	65 (1 Kugel)	139	580	1,4	4	3	1,8	0,9	0,1	11	24	24	0	0,0	67
Milcheis, 70 % Vollmilch	75	145	606	1,5	4	4	2,3	1,5	0,1	14	23	23	0	0,0	68
Rahmeis, 18 % Milchfett	90	254	1061	2,5	2	22	11,7	8,7	0,7	75	14	14	0	0,0	63
mit Schokoladenüberzug	90	303	1267	3,0	4	19	12,5	5,2	0,5	50	29	29	+	0,0	48
Schokoladeneis	65 (1 Kugel)	227	949	2,3	4	11	6,6	2,8	0,3	40	28	28	0	0,0	56
Softeis	50	128	535	1,3	2	2	1,2	0,7	0,1	8	25	25	0	0,0	70
Walnusseis	65 (1 Kugel)	281	1175	2,8	4	17	6,6	4,0	5,5	35	28	28	0	1,0	50
Wassereis	65 (1 Kugel)	85	355	0,9	+	+	0,0	0,0	0,0	0	21	21	0	0,0	78
Zitroneneis	65 (1 Kugel)	140	585	1,4	1	0	0,0	0,0	0,0	0	34	34	0	0,0	64
Nachspeisen															
Ananaskaltschale	125	51	213	0,5	+	0	0,0	0,0	0,0	0	13	11	2	0,1	86
Bayerische Creme	125	204	853	2,0	4	16	9,0	5,0	1,0	125	11	8	3	0,1	68
Buttermilchkaltschale	125	60	251	0,6	4	1	0,3	0,2	+	3	10	8	2	0,2	84
Crème brûlée	125	324	1354	3,2	3	29	16,4	4,0	1,0	325	10	10	0	0,1	55
Germknödel	200	323	1350	3,2	7	19	6,6	3,5	5,2	45	32	12	20	2,0	39
Götterspeise	125	124	518	1,2	4	2	1,1	0,6	0,3	10	22	21	+	0,3	71

SÜSSWAREN, FERTIGGERICHTE, SAUCEN UND WÜRZMITTEL

Mineralstoffe							Vitamine									
Na mg	K mg	Ca mg	Mg mg	P mg	Fe mg	Zn mg	Ret. µg	Caro. µg	E mg	B_1 mg	B_2 mg	B_6 mg	B_{12} µg	Fol. µg	C mg	
																Speiseeis
33	105	77	11	100	0,2	0,4	107	64	0,3	0,03	0,11	0,03	0,3	4	2	**Eis** mit Sahne
23	130	55	11	75	0,3	0,4	72	111	0,3	0,03	0,09	0,03	0,2	4	5	mit Sahne u. Früchten
25	100	60	9	50	0,1	0,3	157	95	0,4	0,02	0,10	0,02	0,3	2	1	**Eiskaffee**
60	160	130	13	110	0,1	0,3	100	150	0,2	0,04	0,25	0,07	0,4	8	1	**Eiscreme**, 10 % Fett
20	100	50	14	140	0,1	0,3	180	110	0,5	0,02	0,09	0,02	0,3	4	1	**Eistorte**
20	120	45	11	80	0,4	0,3	10	109	0,2	0,02	0,06	0,03	0,1	4	14	**Fruchteis**, mind. 20 % Frucht
•	•	•	•	•	•	•	•	•	•	•	•	•	•	•	•	**Fruchteiscreme**, 8 % Milchfett
•	•	•	•	•	•	•	•	•	•	•	•	•	•	•	•	**Fruchtsorbet**
•	•	•	•	•	•	•	•	•	•	•	•	•	•	•	•	**Joghurteis**
60	180	150	16	130	0,1	0,4	36	22	0,1	0,05	0,20	0,05	0,4	5	2	**Milcheis**, 70 % Vollmilch
25	75	60	7	65	0,1	0,3	210	125	0,6	0,02	0,10	0,02	0,3	2	1	**Rahmeis**, 18 % Milchfett
•	•	•	•	•	•	•	•	•	•	•	•	•	•	•	•	mit Schokoladenüberzug
75	250	110	30	•	0,9	0,4	•	•	0,3	•	•	•	•	15	1	**Schokoladeneis**
40	100	90	15	170	0,3	0,3	22	11	0,1	0,02	0,11	0,02	0,2	3	1	**Softeis**
•	•	•	•	•	•	•	•	•	•	•	•	•	•	•	•	**Walnusseis**
•	•	•	•	•	•	•	•	•	•	•	•	•	•	•	•	**Wassereis**
20	40	5	5	10	0,1	0,1	0	4	+	0,01	0,04	0,01	0,0	2	10	**Zitroneneis**
																Nachspeisen
4	13	7	3	50	0,1	0,1	0	+	0,0	0,00	0,00	0,00	0,0	+	2	**Ananaskaltschale**
40	115	95	10	100	0,6	0,2	40	10	0,8	0,02	0,18	0,05	0,2	15	1	**Bayerische Creme**
75	145	100	15	90	0,2	0,4	5	6	0,1	0,02	0,13	0,04	0,1	5	1	**Buttermilchkaltschale**
35	110	85	10	160	1,5	1,0	400	115	1,7	0,08	0,19	0,08	0,7	34	1	**Crème brûlée**
50	200	250	60	200	2,1	2,0	40	25	1,2	0,09	0,08	0,11	0,1	30	1	**Germknödel**
4	2	10	2	5	0,2	0,2	0	+	0,0	+	+	+	0,0	0	+	**Götterspeise**

Der essbare Anteil von 100 g verzehrsfertiger Lebensmittel enthält:

	Portions-größe	Energie			Eiweiß (Protein)	Fett					Kohlenhydrate				Wasser
	g	kcal	kJ	Dichte kcal/g	g	ges. g	GFS g	EUFS g	MUFS g	Chol. mg	ges. g	Monos./Dis. g	Polys. g	Ball. g	g
Grießpudding	125	72	302	0,7	2	4	1,9	1,3	0,4	33	7	2	4	0,2	86
Karamellpudding	125	74	309	0,7	2	2	0,9	0,5	0,1	10	13	8	4	0,0	83
Milchreis mit Zucker u. Zimt	125	157	656	1,6	4	6	3,2	1,6	0,2	18	22	8	14	0,3	66
Mokkacreme	125	184	769	1,8	4	11	5,9	3,2	0,5	100	17	14	3	1,3	66
Pannacotta	125	187	782	1,9	4	11	6,5	3,5	0,3	50	18	18	0	0,2	66
Quarkspeise, süß	125	151	630	1,5	4	8	4,5	3,0	0,3	18	15	15	0	0,4	70
Rote Grütze	125	122	509	1,2	+	+	0,0	+	0,0	5	30	20	10	1,5	67
Schokoladenmousse	125	332	1387	3,3	7	10	4,2	3,9	0,7	200	52	48	4	1,5	27
Schokoladenpudding	125	116	484	1,2	3	4	1,7	1,4	0,1	9	18	12	6	0,4	74
Tiramisu	125	310	1296	3,1	6	22	13,0	7,0	1,0	150	22	12	10	1,0	49
Vanillepudding	125	111	463	1,1	3	3	1,5	1,0	0,3	15	17	11	6	0,4	75
Vanillesauce	125	107	448	1,1	4	4	1,9	1,5	0,3	90	13	9	4	0,0	77
Weincreme	125	129	540	1,3	2	7	3,4	1,9	0,3	65	15	12	3	0,1	73
Zitronencreme	125	128	535	1,3	4	6	3,1	1,9	0,3	90	14	14	0	0,2	74
Süßwaren															
Erdnüsse, dragiert	30 (10 St.)	542	2266	5,4	21	38	6,0	18,0	10,0	0	28	23	5	6,0	5
Früchte, kandiert	2 (55 St.)	268	1118	2,7	+	0	0,0	0,0	0,0	0	64	64	0	+	35
Fruchtgummi/-bärchen	50	184	769	1,8	1	0	0,0	0,0	0,0	0	45	42	2	0,0	52
Hartkaramelle	10 (2 St.)	352	1471	3,5	+	0	0,0	0,0	0,0	0	88	88	0	0,0	11
Kaugummi	3 (1 St.)	314	1312	3,1	+	0	0,0	0,0	0,0	0	78	78	0	0,0	1
ohne Zucker	3 (1 St.)	220	920	2,2	+	0	0,0	0,0	0,0	0	0	0	0	0,0	1
Kinderschokolade	12 (1 Riegel)	558	2332	5,6	10	34	18,0	10,0	1,4	38	53	53	0	0,0	3
Lakritze	50	373	1560	3,7	5	1	0,2	0,2	0,3	0	86	56	30	1,2	6
Mandeln, dragiert	50	555	2320	5,6	15	43	3,2	26,2	7,3	0	27	27	0	7,0	5
Marzipan	75 (1 Riegel)	486	2033	4,9	8	25	2,2	15,3	6,4	0	57	57	0	3,2	5
Milchschnitte	30 (1 St.)	409	1707	4,1	9	26	7,4	7,0	7,6	120	35	24	10	1,0	28

Der essbare Anteil von 100 g verzehrsfertiger Lebensmittel enthält:

Mineralstoffe							Vitamine									
Na mg	K mg	Ca mg	Mg mg	P mg	Fe mg	Zn mg	Ret. µg	Caro. µg	E mg	B_1 mg	B_2 mg	B_6 mg	B_{12} µg	Fol. µg	C mg	
19	45	26	6	35	0,2	0,3	16	3	0,4	0,01	0,05	0,02	0,1	3	0	**Grießpudding**
36	70	55	6	43	0,1	0,2	14	7	0,0	0,01	0,09	0,02	0,2	2	0	**Karamellpudding**
150	130	91	17	90	0,2	0,4	33	22	0,2	0,03	0,12	0,05	0,2	3	1	**Milchreis** mit Zucker u. Zimt
50	200	100	20	95	0,4	0,4	100	50	0,3	0,03	0,13	0,04	0,4	8	1	**Mokkacreme**
30	100	70	10	50	0,1	0,2	230	100	0,4	0,03	0,13	0,09	0,2	7	1	**Pannacotta**
26	140	65	11	80	0,4	0,2	48	116	0,2	0,04	0,16	0,04	0,4	7	4	**Quarkspeise**, süß
3	70	14	6	40	0,4	0,1	0	150	0,1	0,01	0,01	0,01	0,0	0	13	**Rote Grütze**
50	215	90	37	160	1,5	0,8	87	12	0,8	0,06	0,21	0,07	0,8	13	1	**Schokoladenmousse**
58	255	100	36	115	0,8	0,3	19	10	0,1	0,01	0,18	0,04	0,3	7	1	**Schokoladenpudding**
90	120	45	15	120	1,0	0,6	360	160	1,0	0,03	0,14	0,04	0,8	20	0	**Tiramisu**
60	140	100	11	105	0,4	0,2	40	10	0,1	0,01	0,17	0,05	0,2	14	1	**Vanillepudding**
60	135	100	11	100	0,4	0,2	48	12	0,2	0,03	0,17	0,04	0,5	6	1	**Vanillesauce**
15	60	23	5	37	0,4	0,2	65	31	0,2	0,01	0,04	0,02	0,2	2	2	**Weincreme**
25	70	25	6	40	0,5	0,2	70	30	0,3	0,03	0,08	0,03	0,2	10	5	**Zitronencreme**
																Süßwaren
4	560	48	145	300	1,5	2,4	0	0	7,0	0,10	0,10	0,15	0,0	20	0	**Erdnüsse**, dragiert
70	130	15	8	8	0,5	0,1	0	10	0,0	0,04	0,02	0,02	0,0	2	5	**Früchte**, kandiert
60	360	360	110	4	+	+	0	0	0,0	0,00	0,00	0,00	0,0	0	0	**Fruchtgummi/-bärchen**
150	135	17	6	11	0,9	+	0	0	0,0	0,04	0,03	0,00	0,0	0	0	**Hartkaramelle**
0	8	10	6	5	+	+	0	0	0,0	0,00	0,00	0,00	0,0	0	0	**Kaugummi**
0	8	10	6	5	0,5	+	0	0	0,0	0,00	0,00	0,00	0,0	0	0	ohne Zucker
95	550	300	90	300	2,1	2,0	72	48	0,8	0,13	0,50	0,12	0,3	14	1	**Kinderschokolade**
3	165	16	20	50	0,3	0,7	0	0	+	0,02	0,02	0,05	0,0	0	1	**Lakritze**
5	680	200	160	360	3,3	2,0	0	0	10,0	0,10	0,20	0,06	0,0	20	0	**Mandeln**, dragiert
52	210	45	120	220	2,0	1,5	0	0	6,1	0,10	0,45	0,06	0,0	15	2	**Marzipan**
120	350	300	35	220	0,6	1,0	80	70	4,9	0,08	0,40	0,07	0,5	12	2	**Milchschnitte**

Der essbare Anteil von 100 g verzehrsfertiger Lebensmittel enthält:

	Portionsgröße	Energie		Dichte	Eiweiß (Protein)	Fett					Kohlenhydrate				Wasser
						ges.	GFS	EUFS	MUFS	Chol.	ges.	Monos./Dis.	Polys.	Ball.	
	g	kcal	kJ	kcal/g	g	g	g	g	g	mg	g	g	g	g	g
Milchschokolade	20 (1 Riegel)	536	2240	5,4	9	32	17,8	10,2	1,5	30	54	53	+	0,0	1
mit Nuss	20 (1 Riegel)	552	2307	5,5	10	36	20,3	11,7	1,9	32	48	47	+	3,5	1
Müsliriegel	25	396	1655	4,0	8	19	1,7	12,2	2,3	0	48	34	13	5,3	17
Nougat	12	494	2064	4,9	6	21	1,7	13,9	1,9	0	67	64	2	3,0	3
Pfefferminzbonbon	5	401	1676	4,0	+	1	0,4	0,2	0,0	0	98	98	0	0,0	Sp
Praline	12	398	1663	4,0	1	5	2,8	1,5	0,2	0	87	86	+	1,1	5
gefüllt mit Alkohol	12	376	1571	3,8	1	5	2,8	1,5	0,2	0	72	70	1	1,1	17
gefüllt mit Marzipan	12	532	2224	5,3	10	32	4,7	17,5	4,6	0	47	46	1	5,9	4
gefüllt mit Nüssen	12	442	1847	4,4	5	14	4,5	5,3	2,4	0	74	71	3	2,8	4
Puffmais (Popcorn)	40 (1 Beutel)	364	1521	3,6	13	4	0,6	1,6	1,6	0	68	1	66	8,0	3
Puffreis	50	374	1563	3,7	6	+	0,1	0,1	0,2	0	86	+	85	0,1	6
mit Zucker/Honig	50	388	1621	3,9	6	+	0,1	0,1	0,1	0	90	27	63	0,1	3
Puffweizen	50	343	1433	3,4	15	1	0,2	0,2	0,8	0	68	1	67	12,0	2
Reiscrispies	50	382	1596	3,8	6	1	0,2	0,2	0,2	0	88	8	79	0,1	2
Rumkugeln	20	376	1572	3,8	2	9	4,8	2,7	0,3	0	72	70	2	1,6	12
Schokokuss	20	429	1793	4,3	4	17	10,0	5,0	1,0	0	65	65	0	1,3	10
Schokolinsen	20 (10 St.)	475	1985	4,8	5	17	10,3	5,6	0,6	0	74	71	3	0,2	2
Schokoriegel	30	416	1739	4,2	4	16	8,3	5,8	0,9	10	64	63	1	0,1	7
mit Karamell	60	457	1910	4,6	5	19	10,0	7,0	0,8	25	66	65	1	0,1	7
Weichkaramelle	7 (1 St.)	379	1584	3,8	1	9	4,7	1,8	0,9	1	74	74	+	0,1	16
Weinbrandbohne	10 (1 St.)	397	1659	4,0	1	5	2,8	1,5	0,2	0	70	69	1	1,1	15
Weiße Schokolade	20 (1 Riegel)	543	2270	5,4	8	31	18,2	8,6	1,1	20	58	58	0	0,0	1
Zartbitterschokolade, 50 %	20 (1 Riegel)	498	2081	5,0	9	34	20,0	10,8	1,2	15	39	32	2	7,6	4
70 % Kakao	20 (1 Riegel)	592	2473	5,9	7	48	29,3	14,9	1,4	0	33	32	1	8,0	2
mit Nüssen	20 (1 Riegel)	528	2207	5,3	10	40	17,0	18,0	2,3	12	34	33	1	7,6	4

Mineralstoffe							Vitamine									
Na mg	K mg	Ca mg	Mg mg	P mg	Fe mg	Zn mg	Ret. µg	Caro. µg	E mg	B_1 mg	B_2 mg	B_6 mg	B_{12} µg	Fol. µg	C mg	
60	470	215	85	240	2,3	2,0	50	34	0,7	0,11	0,37	0,11	0,0	10	0	**Milchschokolade**
80	440	240	90	250	3,0	1,0	45	30	1,6	0,15	0,37	0,12	0,0	12	0	mit Nuss
6	450	85	90	205	2,7	1,6	0	110	7,4	0,27	0,14	0,22	0,0	14	3	**Müsliriegel**
2	265	78	72	140	1,9	0,7	0	10	0,8	0,10	0,08	0,16	0,0	10	0	**Nougat**
10	0	7	3	0	0,1	0,1	0	0	0,0	0,00	0,00	0,00	0,0	0	0	**Pfefferminzbonbon**
70	125	15	23	40	1,0	0,2	0	1	0,1	0,02	0,03	0,00	0,0	1	0	**Praline**
15	85	10	20	35	0,7	0,2	0	1	0,1	0,01	0,02	0,01	0,0	1	0	gefüllt mit Alkohol
20	490	130	120	250	2,6	1,4	0	45	10,0	0,12	0,35	0,04	0,0	20	0	gefüllt mit Marzipan
60	220	35	70	125	1,4	1,0	0	5	1,4	0,10	0,05	0,08	0,0	7	0	gefüllt mit Nüssen
3	240	10	10	280	1,7	0,3	0	48	2,5	0,30	0,12	0,22	0,0	9	0	**Puffmais** (Popcorn)
3	110	6	25	100	1,1	1,0	0	0	0,4	0,11	0,10	0,07	0,0	19	0	**Puffreis**
3	105	5	22	90	1,0	1,0	0	0	0,4	0,09	0,08	0,06	0,0	9	0	mit Zucker/Honig
4	350	26	140	350	4,4	2,8	0	0	1,4	0,20	0,14	0,14	0,0	12	0	**Puffweizen**
1100	110	7	50	80	0,8	1,5	0	0	0,6	1,00	1,30	0,19	0,0	7	0	**Reiscrispies**
80	160	20	30	50	1,2	0,2	0	0	0,3	0,02	0,03	0,02	0,0	0	0	**Rumkugeln**
25	90	45	15	45	0,2	0,1	0	10	0,4	0,02	0,04	0,01	0,0	2	0	**Schokokuss**
60	270	150	50	160	1,5	0,9	0	25	0,8	0,08	0,25	0,03	0,0	10	0	**Schokolinsen**
100	230	120	40	130	1,7	0,7	0	0	1,9	0,05	0,20	0,03	0,1	10	0	**Schokoriegel**
150	250	160	35	150	1,1	0,5	5	40	1,0	0,05	0,20	0,03	0,1	10	0	mit Karamell
115	110	20	7	20	0,7	0,1	3	2	0,8	0,03	0,04	0,01	0,0	1	0	**Weichkaramelle**
15	75	9	20	35	0,7	0,2	0	0	0,1	0,01	0,01	0,01	0,0	1	0	**Weinbrandbohnen**
110	350	270	25	230	0,2	0,6	4	75	1,1	0,08	0,49	0,07	0,1	10	0	**Weiße Schokolade**
22	478	45	135	215	3,6	1,0	0	7	0,4	0,04	0,10	0,02	0,0	7	0	**Zartbitterschokolade**, 50 %
20	400	65	100	290	3,2	1,5	0	8	0,4	0,04	0,12	0,05	0,0	10	0	70 % Kakao
20	510	80	135	240	3,6	1,0	0	10	5,0	0,11	0,12	0,10	0,0	20	0	mit Nüssen

Der essbare Anteil von 100 g verzehrsfertiger Lebensmittel enthält:

	Portionsgröße	Energie		Dichte	Eiweiß (Protein)	Fett					Kohlenhydrate				Wasser
						ges.	GFS	EUFS	MUFS	Chol.	ges.	Monos./Dis.	Polys.	Ball.	
	g	kcal	kJ	kcal/g	g	g	g	g	g	mg	g	g	g	g	g
Zucker															
Fruchtzucker (Fruktose)	5 (1 TL)	396	1655	4,0	0	0	0,0	0,0	0,0	0	99	0	0	0,0	1
Kandiszucker	2 (1 Würfel)	396	1655	4,0	0	0	0,0	0,0	0,0	0	99	99	0	0,0	1
Milchzucker (Laktose)	5 (1 TL)	399	1668	4,0	0	0	0,0	0,0	0,0	0	100	0	0	0,0	0
Traubenzucker (Glukose)	5 (1 TL)	364	1521	3,6	0	0	0,0	0,0	0,0	0	91	91	0	0,0	9
Vanillinzucker	8 (1 Pk)	388	1621	3,9	0	0	0,0	0,0	0,0	0	97	97	0	0,0	2
Zucker, weiß	5 (1 TL)	399	1668	4,0	0	0	0,0	0,0	0,0	0	100	100	0	0,0	0
braun	5 (1 TL)	386	1613	3,9	0	0	0,0	0,0	0,0	0	96	96	0	0,0	1
Brotaufstriche															
Ahornsirup	10	275	1149	2,8	+	0	0,0	0,0	0,0	0	66	66	0	0,0	33
Erdnussbutter	20	623	2604	6,2	22	54	11,5	21,5	18,5	0	13	7	6	5,4	1
Gelee, einfach	20	260	1086	2,6	0	0	0,0	0,0	0,0	0	65	65	0	0,5	34
Honig	20	302	1262	3,0	+	0	0,0	0,0	0,0	0	75	75	0	0,0	19
Invertzuckercreme	20	330	1380	3,3	+	0	0,0	0,0	0,0	0	82	82	0	0,0	17
Konfitüre, einfach	20	242	1011	2,4	+	0	0,0	0,0	0,0	0	60	60	0	0,6	38
extra	20	234	978	2,3	+	0	0,0	0,0	0,0	0	58	58	0	1,6	36
kalorienreduziert	20	94	392	0,9	+	0	0,0	0,0	0,0	0	23	23	0	0,5	75
Nuss-Nougat-Creme	20	523	2286	5,2	7	31	14,0	12,0	4,8	0	54	54	1	0,5	1
Orangenmarmelade	20	278	1162	2,8	+	0	0,0	0,0	0,0	0	69	69	0	0,6	28
Pflaumenmus	20	202	844	2,0	1	+	0,0	0,0	0,0	0	48	47	+	2,4	46
Rübenkraut	20	273	1140	2,7	1	0	0,0	0,0	0,0	0	67	67	0	3,0	27
Saucen und Würzmittel															
Barbecuesauce	20 (1 EL)	71	296	0,7	2	2	0,3	0,7	0,7	0	12	10	2	0,2	83
Béchamelsauce	20 (1 EL)	81	339	0,8	2	6	2,9	1,6	0,2	18	5	2	3	0,2	86
Bratensauce, Rindfleisch	25 (4 EL)	70	291	0,7	3	4	2,5	0,9	0,3	10	5	0	5	0,0	87
Schweinefleisch	25 (4 EL)	119	497	1,2	2	10	2,5	6,0	0,3	40	5	0	5	0,0	82

Mineralstoffe							Vitamine									
Na mg	K mg	Ca mg	Mg mg	P mg	Fe mg	Zn mg	Ret. µg	Caro. µg	E mg	B_1 mg	B_2 mg	B_6 mg	B_{12} µg	Fol. µg	C mg	
																Zucker
0	2	1	0	0	0,2	+	0	0	0,0	0,00	0,00	0,00	0,0	0	0	**Fruchtzucker** (Fruktose)
0	2	1	0	0	0,2	+	0	0	0,0	0,00	0,00	0,00	0,0	0	0	**Kandiszucker**
0	0	5	0	0	0,0	+	0	0	0,0	0,00	0,00	0,00	0,0	0	0	**Milchzucker** (Laktose)
0	2	1	0	0	0,2	+	0	0	0,0	0,00	0,00	0,00	0,0	0	0	**Traubenzucker** (Glukose)
0	2	1	0	0	0,2	+	0	0	0,0	0,00	0,00	0,00	0,0	0	0	**Vanillinzucker**
0	2	1	0	0	0,3	+	0	0	0,0	0,00	0,00	0,00	0,0	0	0	**Zucker**, weiß
2	90	50	15	20	+	+	0	0	0,0	+	+	0,00	0,0	0	0	braun
																Brotaufstriche
65	200	65	15	2	1,2	4,1	0	0	0	0,01	0,01	+	0,0	0	0	**Ahornsirup**
350	700	35	180	330	2,0	3,0	0	0	5,0	0,17	0,09	0,58	0,0	50	0	**Erdnussbutter**
4	50	10	5	10	1,0	0,1	0	50	0,0	0,01	0,01	0,01	0,0	5	5	**Gelee**, einfach
2	45	6	2	5	1,3	0,4	0	0	0,0	+	0,05	0,16	0,0	2	2	**Honig**
20	5	5	0	•	+	+	0	0	0,0	0,00	0,00	0,00	0,0	0	0	**Invertzuckercreme**
4	105	20	8	15	0,5	0,1	0	119	0,2	0,01	0,01	0,01	0,0	3	9	**Konfitüre**, einfach
3	120	12	9	15	0,5	0,1	0	146	0,2	0,01	0,01	0,02	0,0	3	11	extra
3	120	12	9	15	0,5	0,1	0	146	0,2	0,01	0,01	0,02	0,0	3	11	kalorienreduziert
50	400	15	75	200	3,5	1,0	30	6	8,0	0,23	0,12	0,69	0,2	16	1	**Nuss-Nougat-Creme**
20	40	35	4	13	0,5	0,2	0	50	+	+	+	+	0,0	5	10	**Orangenmarmelade**
15	140	30	3	5	0,2	0,9	5	10	0,1	0,01	0,03	0,01	0,0	0	1	**Pflaumenmus**
90	1450	500	140	30	9,0	+	0	0	+	+	+	+	0,0	+	0	**Rübenkraut**
																Saucen und Würzmittel
810	170	19	10	20	0,9	0,4	0	500	0,1	0,03	0,02	0,10	0,0	2	5	**Barbecuesauce**
50	67	40	7	60	0,2	0,3	25	15	0,1	0,03	0,05	0,13	0,1	2	1	**Béchamelsauce**
350	200	10	19	110	0,2	0,2	0	0	0,1	0,04	0,09	0,24	0,1	2	0	**Bratensauce**, Rindfleisch
410	220	16	11	70	0,4	0,2	0	0	0,1	0,25	0,35	0,13	0,1	2	0	Schweinefleisch

Der essbare Anteil von 100 g verzehrsfertiger Lebensmittel enthält:

	Portionsgröße g	Energie kcal	Energie kJ	Energie Dichte kcal/g	Eiweiß (Protein) g	Fett ges. g	Fett GFS g	Fett EUFS g	Fett MUFS g	Fett Chol. mg	Kohlenhydrate ges. g	Kohlenhydrate Monos./Dis. g	Kohlenhydrate Polys. g	Kohlenhydrate Ball. g	Wasser g
Brühe, gekörnt	10 (1 EL)	197	823	2,0	24	9	4,5	3,0	1,0	10	5	0	5	0,0	5
Instantpulver	10 (1 EL)	240	1005	2,4	23	12	6,5	4,0	1,0	10	10	0	10	0,0	5
Brühwürfel, fettreich	10 (1 EL)	337	1408	3,4	22	25	13,0	9,0	2,0	20	6	0	6	0,0	5
Cumberlandsauce	20 (1 EL)	90	376	0,9	1	5	1,5	1,0	1,5	3	11	5	6	0,6	80
Curryketchup	20 (1 EL)	183	765	1,8	+	+	0,0	0,1	0,0	0	45	25	20	0,5	48
Essig	15 (1 EL)	4	17	0	+	0	0,0	0,0	0,0	0	1	1	0	0,0	94
Hackfleischsauce, ital.	125	57	238	0,6	4	3	0,9	1,4	0,2	10	4	+	3	0,7	88
Helle Sauce, gebunden	25 (1 EL)	49	205	0,5	1	2	1,0	0,6	0,1	5	6	1	5	0,2	89
Kräutersalz	5 (1 TL)	21	89	0,2	1	+	0,0	+	0,1	0	4	4	0	1,7	3
Jägersauce	25 (1 EL)	61	255	0,6	2	3	0,8	0,8	0,5	0	8	2	6	6,0	86
Maggi-Würze	1 (1 Spr)	223	932	2,2	25	7	2,6	3,1	0,2	0	15	0	14	0,0	51
Meerrettichsauce	20 (1 EL)	158	659	1,6	2	8	1,1	3,6	3,2	14	18	14	3	2,5	67
Pesto	25 (1 EL)	571	2386	5,7	14	56	11,2	35,0	7,1	25	2	1	1	0,5	25
Salatsauce, französisch	25 (1 EL)	342	1429	3,4	2	32	5,0	10,0	15,0	0	12	9	3	0,4	53
italienisch	25 (1 EL)	262	1095	2,6	2	24	4,0	8,0	12,0	0	10	9	1	0,5	60
aus Joghurt	25 (1 EL)	192	802	1,9	2	16	2,5	4,0	8,0	10	10	8	2	0,5	70
Thousand Island	25 (1 EL)	296	1237	3,0	2	26	5,0	9,0	10,0	0	14	8	2	0,5	56
Sauce béarnaise	25 (1 EL)	439	1835	4,4	4	42	21,4	12,2	2,1	400	11	10	1	0,3	41
Sauce hollandaise	25 (1 EL)	505	2111	5,1	3	53	28,0	15,0	2,2	375	4	4	0	0,2	38
Senf, scharf	10 (1 TL)	102	426	1,0	6	6	0,4	3,5	1,5	0	6	2	2	1,0	77
süß	10 (1 TL)	104	433	1,0	6	6	0,3	2,8	1,4	0	8	5	2	1,0	78
Sojasauce	10 (1 TL)	70	292	0,7	7	1	0,1	0,2	0,3	0	9	0	0	0,0	67
Tomatenketchup	20 (1 EL)	107	447	1,1	2	+	0,1	+	0,1	0	24	23	1	0,9	71
Tomatensauce, ital.	10 (1 TL)	45	187	0,5	1	4	0,7	1,9	0,3	2	3	2	+	0,6	91
Vinaigrette	15 (1 EL)	649	2712	6,5	+	72	10,0	14,0	45,0	0	+	0	0	0,0	27
Worcestersauce	1 (1 Spr)	140	585	1,4	3	2	0,6	0,6	0,8	0	27	7	20	3,0	57
Zigeunersauce	25 (1 EL)	61	254	0,6	1	1	0,2	0,2	0,5	0	12	8	4	0,5	82

Der essbare Anteil von 100 g verzehrsfertiger Lebensmittel enthält:

Mineralstoffe							Vitamine									
Na mg	K mg	Ca mg	Mg mg	P mg	Fe mg	Zn mg	Ret. µg	Caro. µg	E mg	B_1 mg	B_2 mg	B_6 mg	B_{12} µg	Fol. µg	C mg	
25000	500	150	50	700	2,0	0,2	0	0	0,1	0,20	0,24	0,00	0,0	0	0	**Brühe**, gekörnt
25000	500	230	50	700	2,0	0,2	0	0	0,1	0,20	0,24	0,00	0,0	0	0	Instantpulver
19000	385	180	40	540	1,5	0,2	0	0	0,1	0,15	0,18	0,00	0,0	0	0	**Brühwürfel**, fettreich
300	55	26	7	60	0,4	0,2	7	24	1,7	0,01	0,02	0,02	+	2	1	**Cumberlandsauce**
2300	600	25	20	40	1,2	0,2	0	230	0,4	0,07	0,06	0,13	0,0	3	10	**Curryketchup**
20	90	15	22	30	0,5	0,2	0	0	0,0	0,00	0,00	0,00	0,0	0	0	**Essig**
115	100	12	8	73	0,6	0,6	1	63	0,2	0,04	0,06	0,05	0,2	2	1	**Hackfleischsauce**, ital.
430	30	4	2	50	0,1	0,1	0	0	0,1	0,01	0,02	0,02	0,0	2	0	**Helle Sauce**, gebunden
35100	190	255	120	160	0,8	0,4	0	264	0,3	0,00	0,02	0,03	0,0	1	2	**Kräutersalz**
545	140	9	8	100	1,0	0,2	5	20	0,1	0,06	0,19	0,08	+	3	1	**Jägersauce**
6240	500	230	10	700	20,0	0,2	0	0	0,0	0,00	0,01	0,00	0,0	0	0	**Maggi-Würze**
900	220	43	18	42	0,5	0,5	0	10	0,1	0,09	0,07	0,12	0,0	10	5	**Meerrettichsauce**
2200	180	500	45	365	1,5	0,5	100	180	6,0	0,06	0,20	0,09	0,5	10	2	**Pesto**
750	45	30	15	15	0,5	0,1	0	100	3,5	0,00	0,01	0,01	0,0	1	0	**Salatsauce**, französisch
750	205	190	41	70	0,5	0,4	0	350	7,0	0,04	0,02	0,00	0,0	0	5	italienisch
750	200	120	16	90	0,5	0,4	40	300	3,5	0,05	0,17	0,06	0,4	8	8	aus Joghurt
750	110	45	17	39	0,4	0,4	1	230	20,8	0,04	0,10	0,06	0,2	7	13	Thousand Island
200	85	60	10	150	1,7	0,9	300	115	1,5	0,07	0,12	0,07	0,9	33	3	**Sauce béarnaise**
210	60	40	10	105	1,5	0,7	290	140	1,5	0,04	0,07	0,04	0,5	20	1	**Sauce hollandaise**
2500	200	70	80	190	2,0	0,4	0	30	0,0	0,00	0,20	0,07	0,0	5	3	**Senf**, scharf
1250	150	70	90	180	2,0	0,4	0	30	0,0	0,00	0,20	0,07	0,0	5	3	süß
6000	360	20	43	210	2,7	0,2	0	0	0,0	0,03	0,18	0,17	0,0	9	0	**Sojasauce**
1200	600	25	20	40	1,2	0,2	0	230	0,4	0,07	0,06	0,13	0,0	3	10	**Tomatenketchup**
83	190	13	8	40	0,4	0,2	0	260	0,7	0,03	0,02	0,05	0,0	6	4	**Tomatensauce**, ital.
1200	20	10	10	10	0,1	0,1	0	20	40,0	0,00	0,00	0,00	0,0	0	0	**Vinaigrette**
2000	700	85	65	105	6,3	1,1	0	1200	0,6	0,10	0,11	0,06	0,0	10	9	**Worcestersauce**
900	575	44	34	80	3,1	0,9	0	4000	0,9	0,10	0,20	0,08	0,0	12	12	**Zigeunersauce**

Der essbare Anteil von 100 g verzehrsfertiger Lebensmittel enthält:

	Portionsgröße	Energie			Eiweiß (Protein)	Fett					Kohlenhydrate				Wasser
	g	kcal	kJ	Dichte kcal/g	g	ges. g	GFS g	EUFS g	MUFS g	Chol. mg	ges. g	Monos./Dis. g	Polys. g	Ball. g	g
Zutaten															
Backpulver	17 (1 Pk.)	100	418	1,0	+	0	0,0	0,0	0,0	0	25	0	25	0,0	6
Gelatine	12 (1 EL)	338	1412	3,4	84	0	0,0	0,0	0,0	0	0	0	0	0,0	14
Hefe	42 (1 Pk)	78	328	0,8	17	1	•	•	•	0	0	0	0	6,2	73
Kakaogetränkepulver, vitam.	5 (1 EL)	362	1513	3,6	5	2	1,5	0,3	0,1	0	81	77	3	6,0	1
Kakaopulver, entölt	5 (1 EL)	343	1433	3,4	20	24	12,8	3,5	0,6	0	11	2	9	30,4	5
Orangeat	10	302	1262	3,0	+	+	0,0	+	+	0	74	74	0	2,3	21
Puddingpulver	43 (1 Pk)	377	1575	3,8	1	1	0,1	0,1	0,4	0	92	0	92	0,5	5
Tortengusspulver	13 (1 Pk)	346	1446	3,5	+	+	0,0	+	0,0	0	86	0	86	1,7	11
Zitronat	10	285	1191	2,9	+	+	0,0	+	+	0	70	70	0	2,3	26
Fertigsalate															
Bohnensalat, grün	100	58	242	0,6	2	4	0,5	0,9	1,5	0	4	2	2	3,0	86
Eiersalat	100	328	1371	3,3	6	32	10,0	9,0	10,0	350	4	1	3	0,3	56
Fleischsalat	100	363	1517	3,6	4	37	12,0	11,0	12,0	85	3	0	3	0,1	54
Fleischwurstsalat mit Öl	100	268	1120	2,7	12	24	7,3	9,4	3,6	50	1	+	+	0,5	58
Geflügelsalat	100	134	560	1,3	6	9	3,5	2,7	1,1	35	8	7	1	0,9	64
Kartoffelsalat	100	121	505	1,2	4	5	2,0	1,5	1,0	5	15	+	15	1,8	73
Käsesalat	100	230	961	2,3	13	18	6,0	1,3	1,6	120	4	3	1	0,7	61
Krautsalat	100	53	221	0,5	1	4	0,6	1,1	1,7	0	3	3	+	2,0	89
Nudelsalat	100	137	572	1,4	4	4	1,4	1,3	1,0	14	20	1	18	1,8	68
Pusztasalat	100	211	881	2,1	10	18	4,7	6,9	3,8	43	2	+	+	0,7	65
Waldorfsalat	100	250	1045	2,5	3	23	3,0	8,0	11,0	30	8	4	4	3,0	61
Wurst-Käse-Salat	100	313	1308	3,1	18	26	10,2	9,7	2,5	70	1	1	+	0,3	50
Suppen und Eintöpfe															
Bohneneintopf, weiß	250	138	576	1,4	6	4	2,1	1,2	0,5	5	18	1	18	2,6	67
Bohnensuppe, grün	250	44	184	0,4	2	2	0,6	0,5	0,6	0	4	0	4	1,0	89
Erbseneintopf mit Wurst	250	105	437	1,1	6	6	2,4	2,0	1,0	14	8	0	8	4,0	76

Mineralstoffe							Vitamine									
Na mg	K mg	Ca mg	Mg mg	P mg	Fe mg	Zn mg	Ret. µg	Caro. µg	E mg	B_1 mg	B_2 mg	B_6 mg	B_{12} µg	Fol. µg	C mg	
																Zutaten
11800	50	1100	9	8430	0,0	0,0	0	0	0,0	0,00	0,00	0,00	0,0	0	0	**Backpulver**
32	22	11	11	0	0,1	0,2	0	0	0,0	0,00	0,00	0,01	0,0	0	0	**Gelatine**
34	650	28	28	600	4,9	4,0	0	0	0,1	1,43	2,31	0,81	0,0	716	0	**Hefe**
250	410	33	150	190	2,4	1,9	0	0	0,3	3,00	4,50	5,00	12,0	400	0	**Kakaogetränkepulver**, vitam.
17	1920	115	410	650	12,5	3,5	0	40	0,7	0,13	0,40	0,14	0,0	38	0	**Kakaopulver**, entölt
1	70	50	7	7	0,3	+	0	•	0,0	0,04	0,03	0,06	0,0	4	4	**Orangeat**
320	60	15	7	30	1,4	+	0	0	0,0	0,00	0,00	0,00	0,0	0	0	**Puddingpulver**
3	5	2	1	30	0,5	0,6	0	0	0,0	0,00	0,01	0,01	0,0	0	0	**Tortengusspulver**
2	50	40	5	4	0,3	+	0	200	0,0	0,02	0,03	0,06	0,0	4	4	**Zitronat**
																Fertigsalate
200	190	55	20	35	0,6	0,2	0	300	1,4	0,06	0,09	0,16	0,0	24	11	**Bohnensalat**, grün
465	145	235	21	300	1,3	1,8	170	30	0,7	0,14	0,26	0,12	1,3	30	21	**Eiersalat**
725	150	15	12	100	1,3	1,0	15	5	0,8	0,40	0,10	0,21	1,2	2	40	**Fleischsalat**
980	230	17	18	310	1,0	1,5	3	160	1,9	0,46	0,12	0,23	1,0	4	2	**Fleischwurstsalat** mit Öl
870	210	48	26	70	0,8	0,5	30	80	0,7	0,05	0,11	0,15	0,2	7	5	**Geflügelsalat**
950	240	40	26	140	0,8	0,2	2	30	0,2	0,10	0,07	0,17	0,1	6	10	**Kartoffelsalat**
630	160	280	25	200	0,9	1,7	125	45	0,6	0,13	0,19	0,10	1,0	22	10	**Käsesalat**
450	165	32	14	24	0,4	0,2	0	35	1,8	0,04	0,03	0,10	0,0	24	29	**Krautsalat**
180	140	16	20	70	0,8	1,2	6	120	1,1	0,09	0,05	0,10	0,1	18	5	**Nudelsalat**
915	255	24	20	130	1,0	0,9	8	220	3,0	0,18	0,12	0,21	1,9	7	45	**Pusztasalat**
100	200	30	20	100	0,9	0,6	0	300	6,0	0,06	0,06	0,16	0,1	18	10	**Waldorfsalat**
990	230	265	25	450	1,1	2,2	82	280	0,9	0,42	0,20	0,22	1,4	7	3	**Wurst-Käse-Salat**
																Suppen und Eintöpfe
255	340	41	37	150	2,3	1,0	0	200	0,7	0,10	0,14	0,18	0,9	6	1	**Bohneneintopf**, weiß
380	47	15	10	44	0,1	0,1	2	80	0,2	0,03	0,07	0,06	0,0	6	5	**Bohnensuppe**, grün
375	130	18	13	100	0,8	0,7	0	80	0,6	0,15	0,09	0,08	0,1	8	4	**Erbseneintopf** mit Wurst

Der essbare Anteil von 100 g verzehrsfertiger Lebensmittel enthält:

	Portions-größe	Energie			Eiweiß (Protein)	Fett					Kohlenhydrate				Wasser
	g	kcal	kJ	Dichte kcal/g	g	ges. g	GFS g	EUFS g	MUFS g	Chol. mg	ges. g	Monos./Dis. g	Polys. g	Ball. g	g
Flädlesuppe	250	51	213	0,5	2	2	1,2	0,5	0,2	10	6	1	5	0,2	89
Fleischbrühe (Bouillon)	250	36	150	0,4	3	2	1,1	0,5	0,5	7	1	+	1	0,3	92
Gemüsebrühe	250	3	12	0	+	+	0,0	+	0,0	0	+	0	+	0,0	98
Gemüsesuppe, ital.	250	80	332	0,8	3	5	1,7	1,7	1,2	8	4	+	4	1,7	84
Grünkernsuppe	250	32	134	0,3	1	1	0,2	0,2	0,2	0	5	1	4	0,8	90
Gulaschsuppe	250	57	239	0,6	4	3	1,1	1,2	0,4	11	3	+	3	0,6	87
Hühnerbrühe, klar	250	1	5	0	+	0	0,0	0,0	0,0	0	+	0	0	0,0	99
Hummersuppe	250	72	300	0,7	2	6	2,2	1,8	1,1	30	2	+	2	0,4	88
Kartoffelsuppe mit Wurst	250	65	271	0,7	2	3	1,6	0,4	1,0	9	7	0	7	1,0	85
Lauchcremesuppe	150	49	204	0,5	2	2	0,8	0,7	0,4	3	6	1	4	0,6	89
Linseneintopf mit Wurst	250	74	314	0,7	5	1	0,5	0,2	0,3	10	11	+	11	1,3	79
Linsensuppe	250	25	104	0,3	2	+	0,0	+	0,1	0	4	+	4	1,0	92
Nudelsuppe	250	26	108	0,3	1	+	0,1	+	0,0	3	5	0	5	0,2	91
Ochsenschwanzsuppe, geb.	250	68	282	0,7	2	5	1,5	1,7	1,1	6	3	0	3	0,2	88
Rindfleischsuppe	250	70	294	0,7	8	4	1,5	1,7	0,2	21	1	+	1	0,9	84
Spargelcremesuppe	250	49	205	0,5	2	3	1,0	1,1	0,7	2	4	+	3	0,2	90
Tomatencremesuppe	250	23	96	0,2	1	1	0,7	0,4	0,1	4	2	0	2	0,6	94
Zwiebelsuppe	250	39	163	0,4	1	3	1,3	0,7	0,1	7	4	+	3	0,3	92
Nudelgerichte															
Cannelloni, m. Fleisch, überbacken	250	106	443	1,1	6	5	2,1	2,0	0,4	200	9	+	8	1,1	77
Käsespätzle	250	260	1087	2,6	11	14	7,3	4,1	0,8	90	22	1	21	0,8	50
Lasagne mit Hackfleisch	250	165	689	1,7	8	9	3,9	2,9	0,5	60	14	+	13	0,8	67
vegetarisch	250	170	710	1,7	6	11	5,1	3,9	1,0	50	12	0	12	2,0	68
Makkaroni mit Tomatensauce	250	71	297	0,7	2	3	1,1	1,0	0,4	6	9	1	8	0,5	84
Maultaschen, schwäbisch	250	163	681	1,6	6	5	2,5	1,2	1,0	85	23	0	23	0,5	63
Pasta asciutta	250	71	298	0,7	3	3	0,6	0,7	0,8	26	9	+	8	0,7	84
Ravioli mit Tomatensauce	250	87	365	0,9	3	3	1,4	0,8	0,3	90	12	0	12	0,6	79

Mineralstoffe							Vitamine									
Na mg	K mg	Ca mg	Mg mg	P mg	Fe mg	Zn mg	Ret. µg	Caro. µg	E mg	B_1 mg	B_2 mg	B_6 mg	B_{12} µg	Fol. µg	C mg	
110	35	23	6	70	0,2	0,2	6	180	0,2	0,01	0,02	0,02	0,1	2	+	**Flädlesuppe**
280	36	12	6	64	0,8	0,1	1	0	0,1	0,01	0,02	0,02	0,4	0	0	**Fleischbrühe** (Bouillon)
495	11	12	4	75	0,1	+	0	5	0,0	0,00	0,00	0,00	0,0	0	0	**Gemüsebrühe**
150	90	70	12	90	0,5	0,4	16	600	1,2	0,03	0,04	0,04	0,1	4	4	**Gemüsesuppe**, ital.
500	50	20	15	90	0,4	0,3	1	350	0,2	0,02	0,01	0,03	0,0	2	1	**Grünkernsuppe**
150	130	14	9	70	0,8	0,7	2	210	0,2	0,03	0,04	0,07	0,2	2	2	**Gulaschsuppe**
250	6	7	2	43	0,1	+	0	0	0,0	0,00	0,00	0,00	0,0	0	0	**Hühnerbrühe**, klar
250	40	20	5	65	0,5	1,5	25	230	1,0	0,01	0,03	0,04	0,4	3	1	**Hummersuppe**
385	95	8	7	80	0,3	0,2	0	10	0,3	0,11	0,42	0,06	0,2	4	3	**Kartoffelsuppe** mit Wurst
250	55	40	10	65	0,2	0,2	9	45	0,4	0,01	0,03	0,04	0,1	3	1	**Lauchcremesuppe**
430	150	22	20	105	1,4	1,0	1	50	0,2	0,09	0,07	0,08	0,3	3	3	**Linseneintopf** mit Wurst
195	45	11	7	54	0,5	0,3	0	40	0,1	0,01	0,01	0,03	0,0	1	0	**Linsensuppe**
595	24	16	6	80	0,2	0,3	1	30	0,1	0,01	0,01	0,00	0,0	1	0	**Nudelsuppe**
110	32	9	5	49	0,4	0,5	11	240	0,7	0,01	0,02	0,02	0,2	0	0	**Ochsenschwanzsuppe**, geb.
335	100	21	9	74	1,0	1,4	5	200	0,4	0,03	0,06	0,10	0,5	2	2	**Rindfleischsuppe**
65	57	33	8	65	0,2	0,2	11	40	0,4	0,01	0,04	0,02	0,1	2	1	**Spargelcremesuppe**
85	70	9	6	47	0,2	0,1	6	250	0,2	0,01	0,01	0,02	0,0	2	4	**Tomatencremesuppe**
120	20	10	5	60	0,2	0,1	10	80	0,1	+	+	+	0,0	+	1	**Zwiebelsuppe**
																Nudelgerichte
120	145	47	14	90	0,9	0,8	14	80	0,8	0,03	0,06	0,08	0,6	5	8	**Cannelloni**, m. Fleisch, überbacken
420	80	200	20	210	0,9	1,4	120	40	0,6	0,04	0,12	0,07	0,6	15	1	**Käsespätzle**
160	107	70	15	120	1,3	1,5	468	330	0,7	0,07	0,19	0,10	1,9	19	3	**Lasagne** mit Hackfleisch
400	150	100	20	100	0,7	0,6	0	900	1,5	0,10	0,12	0,30	0,0	25	10	vegetarisch
80	50	35	8	55	0,3	0,6	8	100	0,4	0,01	0,01	0,02	+	5	+	**Makkaroni** mit Tomatensauce
430	75	18	8	65	2,8	1,1	835	300	0,3	0,05	0,10	0,08	2,2	11	4	**Maultaschen**, schwäbisch
110	75	15	9	43	1,4	0,7	375	210	0,7	0,02	0,12	0,04	0,9	6	2	**Pasta asciutta**
440	90	180	15	50	1,1	0,8	14	650	0,8	0,03	0,06	0,05	0,6	5	8	**Ravioli** mit Tomatensauce

Der essbare Anteil von 100 g verzehrsfertiger Lebensmittel enthält:

	Portions-größe	Energie			Eiweiß (Protein)	Fett					Kohlenhydrate				Wasser
	g	kcal	kJ	Dichte kcal/g	g	ges. g	GFS g	EUFS g	MUFS g	Chol. mg	ges. g	Monos./Dis. g	Polys. g	Ball. g	g
Spaghetti mit Tomatensauce	250	126	526	1,3	4	3	0,6	0,8	1,7	23	20	1	19	1,5	70
Bolognese	250	212	886	2,1	9	9	3,2	3,3	0,7	40	26	1	24	1,6	54
Spätzle	250	164	685	1,6	5	5	1,5	2,0	1,2	210	25	0	25	2,3	62
Tortellini, unzubereitet	250	149	622	1,5	6	4	1,2	1,6	0,4	60	23	0	23	1,7	64
Weitere Gerichte															
Camembert, gebacken	125	254	1059	2,5	14	16	8,1	4,5	0,8	135	14	1	12	1,3	52
Crêpe Suzette	125	216	902	2,2	4	13	6,8	3,8	0,7	117	21	8	12	0,9	57
Dampfnudeln	100	90	377	0,9	2	3	1,0	1,1	0,8	10	13	3	10	0,3	81
Döner Kebab	300	212	886	2,1	9	12	4,8	5,2	1,0	25	18	1	17	1,2	58
Flammkuchen	100	237	991	2,4	9	5	3,0	1,0	0,5	18	39	38	1	2,0	45
Frühlingsrolle, Hühnchen	150	258	1080	2,6	14	12	2,9	3,9	3,0	28	25	1	23	2,3	44
Getreidebratling	125	170	711	1,7	5	10	4,0	4,0	1,2	50	15	0	15	2,5	67
Hamburger, einfach	100	258	1078	2,6	12	11	4,0	3,5	2,6	26	28	1	27	0,5	48
Hamburger, groß	200	256	1068	2,6	14	14	7,0	5,5	1,2	40	18	+	17	0,5	53
Cheeseburger	120	264	1103	2,6	14	12	5,0	4,0	2,5	32	25	+	24	0,5	48
Doppelter Cheeseburger	200	248	1036	2,5	15	14	7,0	4,5	1,5	45	15	+	14	0,5	54
Paella	200	175	732	1,8	10	7	1,7	3,5	0,9	32	17	3	14	2,7	60
Pfannkuchen	200	71	296	0,7	3	2	0,9	0,8	0,4	30	10	1	9	0,2	84
Pizza Margherita	300	245	1024	2,5	11	9	4,0	3,0	2,0	12	30	+	29	2,0	48
Pizza Salami	300	275	1150	2,8	10	14	3,5	7,1	1,2	16	28	+	27	2,0	45
Pizzabaguette	125	242	1011	2,4	8	9	2,8	3,0	2,0	10	33	1	32	2,0	47
Quiche Lorraine	200	183	764	1,8	6	14	6,5	4,8	0,9	100	8	1	7	0,2	70
Toast Hawaii	150	301	1256	3,0	14	19	9,6	5,8	1,1	65	18	3	15	1,0	45
Wrap mit Hähnchen	200	130	543	1,3	7	6	1,0	2,0	2,0	40	12	0	12	2,0	72
Zaziki	15 (1 EL)	70	293	0,7	8	2	1,0	0,5	0,2	10	5	4	1	0,5	84
Zwiebelkuchen	150	232	969	2,3	5	18	8,1	6,1	1,3	95	12	3	9	1,6	62

Mineralstoffe							Vitamine									
Na mg	K mg	Ca mg	Mg mg	P mg	Fe mg	Zn mg	Ret. µg	Caro. µg	E mg	B_1 mg	B_2 mg	B_6 mg	B_{12} µg	Fol. µg	C mg	
230	180	14	24	60	0,6	0,9	1	215	1,8	0,06	0,04	0,08	0,0	10	4	**Spaghetti** mit Tomatensauce
170	140	50	24	140	1,1	2,1	40	80	1,2	0,05	0,06	0,10	0,3	9	2	Bolognese
90	60	13	20	60	1,0	2,0	28	5	0,9	0,03	0,05	0,01	0,5	12	0	**Spätzle**
400	75	18	10	70	1,5	2,0	50	20	0,3	0,05	0,10	0,08	2,2	11	4	**Tortellini**, unzubereitet
																Weitere Gerichte
525	135	255	16	245	1,0	1,8	205	73	0,6	0,05	0,34	0,14	1,2	19	3	**Camembert**, gebacken
21	100	40	11	65	0,7	0,5	81	58	0,5	0,04	0,07	0,05	0,3	6	15	**Crêpe Suzette**
23	40	19	5	30	0,3	0,2	13	46	0,5	0,02	0,04	0,03	0,1	3	0	**Dampfnudeln**
500	200	25	15	70	1,1	1,0	10	13	1,6	0,22	0,12	0,18	0,7	9	6	**Döner Kebab**
280	150	40	15	10	1,0	0,5	3	20	0,3	0,14	0,10	0,18	0,3	20	2	**Flammkuchen**
1140	260	19	29	140	1,8	1,9	4	441	2,6	0,18	0,10	0,15	0,8	2	0	**Frühlingsrolle**, Hühnchen
300	200	20	35	•	1,1	•	•	•	0,4	•	•	•	•	20	1	**Getreidebratling**
530	310	100	18	82	1,7	1,9	12	45	1,0	0,10	0,12	0,14	0,7	20	2	**Hamburger**, einfach
470	245	95	18	100	1,4	2,1	28	80	0,6	0,40	0,13	0,13	0,9	10	1	Hamburger, groß
670	295	170	22	200	1,5	2,2	50	54	1,0	0,30	0,15	0,14	0,7	20	1	Cheeseburger
570	285	130	25	190	1,4	1,9	45	40	0,7	0,40	0,22	0,19	1,2	12	1	Doppelter Cheeseburger
180	210	30	23	125	1,4	1,2	6	900	0,7	0,12	0,11	0,19	0,3	4	20	**Paella**
25	55	33	6	40	0,3	0,3	18	20	0,3	0,01	0,05	0,02	0,1	4	0	**Pfannkuchen**
250	120	45	20	90	1,2	0,9	20	70	0,7	0,06	0,10	0,12	0,2	12	2	**Pizza Margherita**
550	140	65	16	120	1,1	1,2	38	129	1,1	0,10	0,19	0,06	0,4	10	2	Pizza Salami
500	130	55	15	100	1,0	1,0	20	80	0,8	0,08	0,15	0,08	0,3	8	1	**Pizzabaguette**
310	73	100	10	100	0,5	0,7	85	35	0,4	0,05	0,10	0,06	0,5	5	0	**Quiche Lorraine**
550	150	190	24	190	1,3	2,0	108	63	0,5	0,17	0,15	0,13	0,6	5	4	**Toast Hawaii**
270	200	40	20	•	0,7	•	•	•	1,7	•	•	•	•	15	12	**Wrap** mit Hähnchen
360	145	100	13	140	0,4	0,6	17	85	0,1	0,05	0,23	0,05	0,7	13	3	**Zaziki**
305	115	35	11	70	0,7	0,8	90	30	0,5	0,05	0,10	0,08	0,1	14	3	**Zwiebelkuchen**

Laktoseunverträglichkeit

Um ins Blut aufgenommen werden zu können, muss die Laktose (= Milchzucker) mithilfe des in der Darmschleimhaut gebildeten Enzyms Laktase in ihre beiden Bausteine Glukose und Galaktose gespalten werden. Bei vielen Menschen (15–25 % der Erwachsenen) wird mit zunehmendem Alter in der Darmschleimhaut keine oder nur noch wenig Laktase produziert (= erworbene Laktoseunverträglichkeit).
Die mit der Nahrung aufgenommene Laktose kann dann im Darm nicht oder nur unvollständig gespalten werden, sodass die unverdaute Laktose ganz oder teilweise in den Dickdarm gelangt. Dort wird die ungespaltene Laktose von den Darmbakterien abgebaut. Als Abbauprodukte entstehen Milchsäure (= Laktat) und verschiedene Darmgase. Die Gase führen unter anderem zu Flatulenzen (=Blähungen) und Bauchkrämpfen. Die Milchsäure führt zu einem Wassereinstrom in den Darm und so zu Durchfall. Oft kommt es auch zu Übelkeit und Erbrechen. Die Symptome nehmen mit der Menge der konsumierten Laktose zu. Neben der mit zunehmendem Alter erworbenen Form gibt es eine angeborene, absolute Laktoseintoleranz. Diese sehr seltene Form besteht von Geburt an und geht mit viel schwereren Symptomen einher. Ein Laktasemangel ist nicht heilbar. Die Auswirkungen können jedoch z.B. durch eine Verminderung der Laktoseaufnahme reduziert werden. Je nach Schweregrad der Verdauungsstörung muss die Kost lediglich laktosearm (bis 10 g Laktose/Tag) oder weitgehend laktosefrei (unter 1 g Laktose/Tag) sein. Dies muss im Einzelfall unter Anleitung eines Arztes ausgetestet werden. Die meisten Betroffenen vertragen weitgehend beschwerdefrei kleinere Mengen an Laktose, sodass eine völlige Meidung von Milch, Milchprodukten und Käse oft gar nicht notwendig ist.
Laktose kommt in (fast) allen Milchprodukten vor. Den höchsten Gehalt haben Milch und Molke sowie daraus direkt hergestellte Produkte. In Sauermilchprodukten und Käse ist ein Teil des Milchzuckers bei der Verarbeitung gespalten worden, sodass deren Gehalte geringer sind. Darüber hinaus wird Laktose vielen Lebensmitteln aus technologischen Gründen zugesetzt, so z.B. vielen Wurstwaren (wie Brat- und Brühwürste, Aufschnitt) sowie Fertigprodukten und -gerichten. In manchen Medikamenten wird Laktose als Trägersubstanz verwendet.
Für Personen mit Laktoseintoleranz wird heute im Handel eine ganze Palette laktosefreier Milch, Milchprodukte, Quark und Käse angeboten. Bei diesen Produkten wurde der Milchzucker bereits während der Verarbeitung in seine beiden Bausteine gespalten.
Außerdem kann durch die Einnahme von laktasehaltigen Kautabletten oder Kapseln aus Drogerie oder Apotheke Laktase zugeführt und so eine Spaltung der Laktose im Verdauungstrakt erreicht werden. Die Dosierung ist dabei der aufgenommenen Laktosemenge anzupassen.
Bei verpackten Lebensmitteln findet sich in der Regel ein Hinweis, ob das Produkt Milch bzw. Laktose enthält. Bei unverpackten Lebensmitteln kann beim Metzger, Bäcker etc. eine Auskunft über den Laktosegehalt bzw. die Laktosefreiheit eingeholt werden.
Laktosefrei sind alle rein pflanzlichen Lebensmittel (Gemüse, Obst, Getreide, Hülsenfrüchte, Kartoffeln, Nüsse) sowie Fleisch, Fisch, Eier und pflanzliche Speiseöle.

Laktosegehalt von Lebensmitteln in g/100 g Lebensmittel

Milch und -produkte	
Buttermilch	4
Eiscreme	4–8
Frischkäse	3–4
Griesbrei	3–4
Hart-, Schnitt-, Weichkäse	< 0,1
Joghurtdressing	2–3
Kartoffelpüree	1
Käsekuchen	2

Kefir	4
Kuhmilch	5
laktosefreie Milch	< 0,1
Milchbrötchen	1
Milchreis	3–4
Molke	4–5
Quark	2–3
Rahmgemüse	1
Sahne	3
Sahnetorte	1–2
Saure Sahne	3
Schmand	3
Vanillesauce	3–4
Vollmilchschokolade	8–10
weiße Schokolade	7–8

Fruktoseunverträglichkeit

Bei einer Fruktoseunverträglichkeit (= Fruktosemalabsorption) wird Fruktose nicht oder nur unvollständig aus dem Darm aufgenommen. Die nicht resorbierte Fruktose gelangt in tiefere Darmabschnitte und wird dort von Darmbakterien abgebaut. Die damit verbundene Gasproduktion und andere Abbauprodukte führen zu den bekannten Verdauungsbeschwerden wie Völlegefühl, Flatulenz (= Blähungen), krampfartige Bauchschmerzen und Diarrhö (= Durchfall). Die Beschwerden treten regelmäßig nach dem Verzehr fruktosehaltiger Lebensmittel auf. In Deutschland sind ca. 30 % der Erwachsenen betroffen. Bei einem Verdacht auf eine Fruktoseunverträglichkeit sollte die Diagnose durch den Hausarzt abgesichert werden.

Durch Vermeiden oder Vermindern der Fruktosezufuhr sind die Beschwerden relativ leicht in den Griff zu bekommen. Die Kost darf insgesamt nur sehr wenig Fruktose enthalten. Die individuell vertragene Fruktosemenge kann allerdings sehr unterschiedlich sein. Die Verträglichkeitsschwelle liegt oft bei 15 g, in manchen Fällen aber auch bei nur 1 g.

Fruktose ist vor allem in süßen Früchten und daraus hergestellten Produkten enthalten. Lebensmittel mit Fruchtanteilen (z. B. Fruchtjoghurt, Rosinenbrot, Müsli mit Trockenfrüchten) enthalten ebenfalls Fruktose. Auch zum Süßen verwendetes Apfelkraut, Birnendicksaft oder Honig enthalten Fruktose.

Neuerdings werden in der Lebensmittelindustrie vermehrt isolierte Fruktose und fruktosehaltiger Sirup eingesetzt, und zwar besonders zum Süßen von Erfrischungsgetränken, Obstkonserven, Konfitüren, Süßwaren, Speiseeis und manchmal auch von sogenannten „Kinderprodukten" und Backwaren. Dadurch ist die Gesamtfruktoseaufnahme deutlich angestiegen. Fruktose findet sich auch in vielen für Diabetiker hergestellten Lebensmitteln (z. B. Diabetikerschokolade und -gebäck).

Lebensmittel tierischen Ursprungs (Fleisch, Fisch, Milch, Eier und daraus hergestellte Produkte) sind von Natur aus fruktosefrei. Getreideprodukte (z. B. Brot, Nudeln, Reis) und Kartoffeln enthalten lediglich sehr kleine Mengen (< 1 g Fruktose/100 g Lebensmittel).

In der folgenden Tabelle finden Sie eine Auswahl an fruktosehaltigen Lebensmitteln.

Achten Sie bei verpackten Lebensmitteln auch auf die Zutatenliste! Fruktose wird dort neben Fruchtzucker auch als Fruktose- oder Maisstärkesirup bezeichnet.

Fruktosegehalt von Lebensmitteln in g/100 g Lebensmittel	
Obst und -produkte	
Ananas	2
Ananas, in Dosen	5
Apfel	6
Apfel, getrocknet	28
Apfelmus	8
Apfelsaft	6
Aprikose	1
Aprikose, getrocknet	5
Avocado	< 1
Banane	3
Birne	7

Brombeere	3
Cranberry	1
Dattel, getrocknet	25
Erdbeere	2
Feige	6
Feige, getrocknet	24
Granatapfel	8
Grapefruit	2
Grapefruitsaft	4
Heidelbeere	3
Himbeere	2
Johannisbeere, rot	2
Johannisbeere, schwarz	3
Kaki	8
Karambole (Sternfrucht)	1
Kirsche, Sauer-	4
Kirsche, Süß-	6
Kirschsaft	5
Kiwi	5
Limette	1
Litchi	3
Mandarine	1
Mango	3
Mirabelle	4
Orange (Apfelsine)	3
Orangensaft	2
Papaya	4
Passionsfrucht	3
Pfirsich	1
Pfirsich, in Dosen	4
Pflaume	2
Pflaume, getrocknet	9
Preiselbeere	3
Rosine	33
Stachelbeere	3
Wassermelone	4
Weintraube	7
Traubensaft	8
Zitrone	1
Gemüse und -produkte	
Artischocke	2
Aubergine	1
Blumenkohl	1
Bohnen, dicke	2
Bohnen, grüne	1
Bohnen, weiße	< 1
Brokkoli	1
Chicorée	1
Chinakohl	< 1
Endivie	< 1
Erbsen, grün	< 1
Feldsalat	< 1
Fenchel	1
Grünkohl	1
Gurke	1
Knollensellerie	< 1
Kopfsalat	< 1
Lauch	1
Linsen	< 1
Mangold	< 1
Möhre (Karotte)	1
Paprika	1
Radieschen	1
Rhabarber	< 1
Rosenkohl	1
Rotkohl	1
Sauerkraut	< 1
Spargel	1
Spinat	< 1
Tomate	1
Tomatensaft	2
Weißkohl	2
Wirsing	1
Zucchini	1
Zuckermais	< 1
Zwiebel	1
Brotaufstriche	
Apfelgelee	27
Aprikosenkonfitüre	14
Brombeerkonfitüre	20
Erdbeerkonfitüre	19
Himbeerkonfitüre	14
Honig	39
Johannisbeerkonfitüre	16
Kirschkonfitüre	22
Orangenmarmelade	15
Pflaumenmus	16

Getränke	
Bitterlimonade	4
Colagetränke	2
Malzbier	< 1
Orangenlimonade	3
Wein	2
Zitronenlimonade	3
Getreide und -produkte	
Brot und Brötchen	< 1
Cornflakes	3
Müsli mit Trockenfrüchten	5
Rosinenbrot	3

Trans-Fettsäuren

Trans-Fettsäuren sind ungesättigte Fettsäuren mit einer oder mehreren Doppelbindungen in trans-Konfiguration. Sie entstehen durch natürliche oder durch lebensmitteltechnologische Prozesse. Auch durch starkes Erhitzen von Ölen und Fetten können die in Lebensmitteln unerwünschten trans-Fettsäuren entstehen. Für den Verzehr von trans-Fettsäuren sind eindeutig negative Auswirkungen auf den Stoffwechsel belegt (z. B. Erhöhung des LDL- und Senkung des HDL-Cholesterols, Erhöhung der Triglyceride im Blut).

Die wichtigsten beeinflussbaren Quellen von trans-Fettsäuren sind partiell gehärtete Öle. Fette aus Rind- und Lammfleisch sowie Butter, Milch und andere Milchprodukte weisen natürlich vorkommende trans-Fettsäuren auf.

Viele Hersteller haben in den letzten Jahren den Anteil an trans-Fettsäuren in Lebensmitteln deutlich gesenkt. Weitere Anstrengungen zur Reduzierung des Gehalts sind jedoch notwendig. Wo immer möglich sollte gleichzeitig der Anteil an ungesättigten Fettsäuren gesteigert werden.

Trans-Fettsäuren-Gehalt von Lebensmitteln in g/100 g Lebensmittel	
Milch, -produkte	
Kondensmilch	0,2–0,3
Milch, -produkte, 3,5 % Fett	0,1–0,2
Käse, nach Fettgehalt	0,3–1,1
Sahne, 30 % Fett	1,2–1,3
Sauerrahm	0,6–0,7
Vollmilch	0,1–0,2
Fleisch	
Kalbfleisch	< 0,1
Lammkotelett	2,5–3,0
Rindfleisch	0,1–0,2
Schweinefleisch	< 0,1
Backwaren	
Berliner, Donuts	0,1–3,7
Blätterteig	0,1–13,7
Cremetorte	0,1–2,0
Croissants	0,0–10,0
Eiscreme	0,0–1,9
Kekse	0,1–2,4
Kuchengebäck (z. B. Muffins)	0,1–0,8
Plunder	0,1–8,1
Schweinsohren	0,1–7,0
Stollen	0,1–8,4
Waffeln	0,1–0,7
Süßwaren	
Müsliriegel	0,1–4,0
Schokoladenriegel	0,1–1,9
Fette	
Backmargarine	0,1–31,0
Butter	2,8–4,1
Erdnussöl	0,2–1,9
Frittierfett	bis 3,8
Halbfettbutter	1,8
Halbfettmargarine	0,9
Olivenöl	< 0,1
Pflanzencreme	0,2–29,3
Pflanzenmargarine	0,9–3,6
Rapsöl	0,1–0,6
Rindertalg	1,9–5,5
Schweineschmalz	0,3–0,4
Sonnenblumenöl	0,1–0,7
Aufstriche	
Nuss-Nougat-Creme	0,1–0,4
Kartoffelprodukte	
Kartoffelchips	0,0–7,2
Pommes frites	0,2–1,4

Kochsalzgehalt von Lebensmitteln

Insgesamt sollten pro Tag nicht mehr als 6 g Kochsalz (NaCl) aufgenommen werden. Während unverarbeitete Lebensmittel von Natur aus salzarm sind, enthalten verarbeitete Lebensmittel und Konserven oft sehr viel Kochsalz.

Kochsalzgehalt von Lebensmitteln in g/100 g Lebensmittel	
Bierschinken	1,9
Bockwurst	1,8
Brie	1,6
Brötchen	1,3
Bündnerfleisch	5,3
Camembert	1,7
Champignons (Konserve)	0,9
Cornflakes	2,3
Edamer	1,3
Edelpilzkäse	2,0
Emmentaler	0,7
Erbsen (Konserve)	0,6
Feta	3,2
Fleischsalat	2,5
Fleischwurst	2,1
Frühlingsrolle	2,8
Gouda	1,3
Harzer	2,0
Kassler	2,5
Kaviarersatz	5,1
Kochschinken	2,3
Laugenbrötchen/-brezel	4,2
Oliven mit Paprika	5,5
Plockwurst	3,5
Pusztasalat	2,3
Roggenmischbrot	1,4
Rollmops	3,0
Roquefort	3,8
Salami	5,3
Salzgurken	2,4
Salzhering	15,0
Salzstangen	4,5
Schinken, roh	3,5
Schmelzkäse	1,2
Speisequark	0,1

Jodgehalt von Lebensmitteln

Deutschland zählt zu den endemischen Jodmangelgebieten, da der Jodgehalt der meisten Lebensmittel sehr gering ist. Daher wird generell die Verwendung von jodiertem Kochsalz empfohlen. Insgesamt stellen nur wenige Lebensmittel gute Jodquellen dar.

Jodgehalt von Lebensmitteln in µg/100 g Lebensmittel	
Aal	4
Alaska Seelachs (Pollack)	88
Auster	60
Bier	3
Emmentaler	40
Forelle	3
Frucht-/Gemüsesaft	3
Garnele	90
Heilbutt	37
Hering	50
Hühnerei	9
Hummer	100
Jodsalz	1500–2500
Kabeljau	230
Käse	4–5
Lachs	35
Limonade	0,5
Makrele	50
Miesmuschel	150
Milch	12
Milchprodukte	13
Mineralwasser	1–2
Rindfleisch	5–6
Rotbarsch	35
Schellfisch	135
Scholle	53
Schweinefleisch	4–5
Seelachs	200
Thunfisch	50

LITERATUR- UND QUELLENHINWEISE

aid und DGE: Die Dreidimensionale Lebensmittelpyramide. (2006)

Biesalski, H. K., Fürst, P., Kasper, H., Kluthe, R., Pölert, W., Puchstein, C., Stähelin, H. B.: Ernährungsmedizin. Georg Thieme Verlag, Stuttgart (2006)

Bognar, A.: Nährwerttabellen für verzehrsfertige Speisen. AID Verbraucherdienst, Bonn (1988)

BVL: Berichte zur Lebensmittelsicherheit 2008. Birkhäuser Verlag, Basel (2009)

Deutsche Gesellschaft für Ernährung, et al. (2008) Referenzwerte für die Nährstoffzufuhr. 3. Auflage, Neuer Umschau Buchverlag, Neustadt an der Weinstraße (2008)

Deutsche Gesellschaft für Ernährung: Ernährungsbericht 2008. Bonn (2008)

Deutsche Gesellschaft für Ernährung: Die Nährstoffe. Bausteine für Ihre Gesundheit. Bonn (2009)

Deutsche Gesellschaft für Ernährung: Leitlinie Fett kompakt. Bonn (2008)

Deutsche Gesellschaft für Ernährung: Die Dreidimensionale Lebensmittelpyramide. Bonn (2006)

Deutsche Gesellschaft für Ernährung: DGE-Ernährungskreis®. Bonn (2005)

Holland, B., Unwin, I. D., Buss, D. H., Paul, A. A., Southgate, D. A. T.: Vegetables, Herbs and Spices. Fifth Supplement to McCane-Widdowson's The Composition of Foods. Royal Society of Chemistry, Cambridge (1991)

Holland, B., Welch, A. A., Unwin, I. D., Buss, D. H., Paul, A. A., Southgate, D. A. T.: McCane and Widdowson's The Composition of Foods. 5. Überarbeitung. Royal Society of Chemistry, Cambridge (1991)

Renner, E., Renz-Schauen, A.: Nährwerttabellen für Milch und Milchprodukte. Verlag B. Renner, Gießen (1992)

Schweizer Nährwertdatenbank. http://www.swissfir.ethz.ch/datenbank

Souci, S.W./Fachmann, W., Kraut, H.: Die Zusammensetzung der Lebensmittel. Nährwert-Tabellen. 7. Auflage. Medpharm Scientific Publ., Stuttgart (2008)

USDA Handbook No.8: Composition of Foods. Government Printing Office, Washington. http://www.nal.usda.gov/fnic/foodcomp/search

Register

Die Inhalte dieses Buches sind von Autoren und Verlag sorgfältig erwogen und geprüft, dennoch kann eine Garantie nicht übernommen werden. Eine Haftung von Autoren und Verlag für Personen-, Sach- und Vermögensschäden ist ausgeschlossen.
Ein Markenzeichen kann warenrechtlich geschützt sein, auch wenn ein Hinweis auf etwa bestehende Schutzrechte fehlt.
Die Angaben in diesem Werk entsprechen dem Wissens- und Forschungsstand bei Fertigstellung.

Lektorat: Ilka Grunenberg, Neustadt an der Weinstraße

Herstellung: Janine Becker, Neustadt an der Weinstraße

Umschlaggestaltung: Atelier Bea Klenk, Berlin

Innengestaltung, Satz: Horst Becker, komplus, Heidelberg

Druck: Nino Druck GmbH, Neustadt an der Weinstraße

Bildnachweis
Umschlag: fotolia (Ei: Bizroug; Milch: NM; Ähre: Ewa Brozek; Spargel: Janus Z. Kobylanski; Nüsse: Vitaliy Pakhnyushchyy; Fisch: Comughero Silvana; Öl: Natalia Klenow; Brot: Irina Fischer; Tomate: Christian Jung)
Auf den Seiten 15, 16, 17: Deutsche Gesellschaft für Ernährung e.V., Bonn

Printed in Germany
ISBN 978-3-86528-130-2

Besuchen Sie uns im Internet
www.umschau-buchverlag.de